Die besten Entspannungstechniken

Die effizientesten Übungen für Büro und zu Hause

Marko Roeske

So nutzen Sie dieses Buch

Die folgenden Elemente erleichtern Ihnen die Orientierung im Buch:

Beispiele

In diesem Buch finden Sie zahlreiche Beispiele, die die geschilderten Sachverhalte veranschaulichen.

Definitionen

Hier werden Begriffe kurz und prägnant erläutert.

Die Merkkästen enthalten Empfehlungen und hilfreiche Tipps.

Auf den Punkt gebracht

Am Ende jedes Kapitels finden Sie eine kurze Zusammenfassung des behandelten Themas.

Inhalt

Vorwort

Das menschliche Gehirn muss tagtäglich Zehntausende von Sinneseindrücken verarbeiten. Im Beruflichen wie im Privaten verdichten und beschleunigen sich Kontakte, Termine und Anforderungen der unterschiedlichsten Art.

Umso notwendiger ist es, von Zeit zu Zeit einen Schritt zurückzutreten, seinem Körper und seinem Geist Ruhe und Entspannung zu gönnen, vielleicht auch in größeren Zusammenhängen über das eigene Leben nachzudenken.

Ein kleines Büchlein wie dieses kann und will private oder berufliche Probleme nicht lösen. Es kann und will keine psychischen und physischen Erkrankungen therapieren helfen.

Was dieses Buch aber hoffentlich kann und ganz sicher will, ist Anregungen zu geben, für sich selbst neue Wege zu einem entspannteren Leben zu entdecken.

In einem wahren Meer an „Entspannungsliteratur" auf dem aktuellen Buchmarkt soll dieser kleine Ratgeber als eine Art Leuchtturm dienen, als eine erste Kontaktaufnahme mit den heute gängigen Entspannungstechniken.

Die vorgestellten Methoden sind teilweise bereits Jahrtausende alt und zutiefst mit der jeweiligen Kultur und Philosophie verflochten. So kann jede Präsentation in einem schmalen Band wie diesem natürlich nur einen kurzen Lichtschein auf die entsprechende Technik werfen.

Die Übungen und Trainingsprogramme wurden aber so ausgesucht, dass sie den Gesamtcharakter der einzelnen

Disziplin möglichst profund illustrieren und einen ersten anschaulichen Eindruck erlauben.

Neben diesem Überblick über die klassischen Entspannungstechniken findet sich ein ausführliches Kapitel über Methoden zur Selbst- bzw. Partnermassage und Akupressur, eine Sammlung hilfreicher Kurzübungen für zwischendurch sowie viele wertvolle Tipps und Kniffe, wie sich das ganz persönliche Umfeld stressfreier gestalten lässt.

Ich wünsche Ihnen viel Freude auf dieser kleinen Entdeckungsreise auf dem Weg zu einem entspannteren Leben.

Marko Roeske

Anspannung und Entspannung – ein Wechselspiel

Bevor Sie Anspannung und Entspannung in den Übungen und Techniken in diesem Buch „am eigenen Leib" erfahren zunächst ein Blick auf einen wichtigen und in der heutigen Zeit geradezu inflationär verwendeten Begriff: Stress!

Was ist Stress?

Stress
Als Stress bezeichnet man eine psychische oder physische Anspannung, die durch äußere Reize (sogenannte Stressoren) auf den Organismus einwirkt.

Der Begriff „Stress" (englisch für „Druck, Spannung") beschreibt also nichts anderes als seelische oder körperliche Anspannung – wobei sich diese beiden Aspekte auch durchaus bedingen können: Psychische Anspannung kann zu physischem Stress führen und umgekehrt.

Dies rührt von der Entwicklungsgeschichte des Menschen her: Eine erhöhte Muskelspannung wurde benötigt, um in Gefahrensituationen entweder schnell flüchten zu können oder sein Gegenüber in einen Kampf zu verwickeln. Entspannte sich die Konfliktsituation, entspannte sich auch die Muskulatur wieder in relativ kurzer Zeit – so denn die Flucht gelang oder der Gegner besiegt wurde.

In der heutigen Zeit und speziell in der modernen Arbeitswelt wird man sich Konfliktsituationen zum Glück nur noch in den seltensten Fällen durch Flucht oder körperliche Gewalt entziehen müssen. Die Reaktion des Körpers aber bleibt dieselbe, da dieser nicht zwischen einer echten physischen Herausforderung und rein psychisch bedingtem Stress unterscheiden kann.

Dies bewirkt, dass heutzutage auf die vielfältigsten Situationen mit kleinerer oder größerer Anspannung in der Regel keine wirkliche Entspannung mehr folgt.

Guter Stress und schlechter Stress

Obwohl der Begriff „Stress" in unserer Gesellschaft insgesamt eher negativ belegt ist, hängt das, was als Stress wahrgenommen wird, ganz vom Standpunkt des Betrachters ab. Man spricht in diesem Zusammenhang auch von Eustress („guter Stress") und Disstress („schlechter Stress").

Eustress

Als Eustress gelten Reize, die sich auf körperlicher oder geistiger Ebene insgesamt positiv auf den menschlichen Organismus auswirken. Dieser „gute Stress" zeigt sich als förderlich für die Konzentrations- und Leistungsfähigkeit sowie die Aufnahmebereitschaft eines Menschen.

Disstress

Von Disstress wird hingegen gesprochen, wenn negative Reize über einen längeren Zeitraum hinweg nicht bewältigt werden können und sich so in körperlicher oder psychischer Anspannung manifestieren. Diese führt dann zu einer Abnahme der Konzentration, Leistungsfähigkeit und Aufmerksamkeit, bis hin zu totalen Erschöpfungszuständen wie bei einer Depression oder einem Burn-out-Syndrom.

Entscheidend ist immer, ob der Stressphase – also einer Zeit physischer oder psychischer Anspannung – eine entsprechende Phase der Entspannung folgt, der Stress also abgebaut werden kann. Dabei können sich körperliche und seelische Anspannung – so paradox dies klingen mag – durchaus auch gegenseitig aufheben.

So wird ein Wanderer seine Bergtour, die nüchtern betrachtet nichts anderes als eine körperliche Anstrengung (Anspannung) ist, nicht als Stress empfinden, weil sie ihm auf psychischer Ebene Entspannung von seinem vielleicht hektischen Bürojob verschafft. Umgekehrt kann ein körperlich arbeitender Mensch sehr wohl Entspannung etwa bei einem technisch anspruchsvollen Computerspiel finden, das ihn objektiv genauso unter (psychischen) Stress setzt.

Stress im Berufsleben

Der Idealzustand gerade für das Berufsleben wäre also eine Tätigkeit, die vom Betroffenen erst gar nicht als Stress wahrgenommen würde – wenn ein Ausgleich also gar nicht nötig wäre.

Zwar gibt es durchaus Möglichkeiten, die Rahmenbedingungen seines Arbeitsplatzes positiv zu verändern (siehe „Kleine Entspannungstipps fürs Büro" ab Seite 105), ganz vermeiden lässt sich in der heutigen immer komplexer werdenden (Arbeits-)Welt eine Zunahme negativer Stressoren allerdings kaum noch.

„Inseln der Entspannung"

Daher gilt es – und dies nicht nur im Arbeitsleben –, sich ganz individuelle „Inseln der Entspannung" zu schaffen. Und so unterschiedlich, wie Menschen sind, so unterschiedlich können auch die individuellen Entspannungsstrategien ausfallen.

In den folgenden Kapiteln werden als Anregung, vielleicht auf diesem Gebiet für sich selbst auch einmal neue Wege zu beschreiten, einige bewährte Methoden mit ihren unterschiedlichen kulturellen, philosophischen und therapeutischen Hintergründen vorgestellt.

Auf den Punkt gebracht

Unter dem Begriff „Stress" versteht man eine psychische oder physische Anspannung, die durch äußere Reize (sogenannte Stressoren) auf den Organismus einwirkt, wobei zwischen „guten" und „schlechten" Stressoren unterschieden wird. Der Anspannung muss in jedem Fall eine entsprechende Phase der Entspannung folgen, damit auf Dauer gesundheitliche Risiken vermieden werden.

Klassische Entspannungstechniken

Im Folgenden werden sechs klassische und bewährte Entspannungstechniken vorgestellt, wie sie beispielsweise von den Krankenkassen gefördert oder auch im klinischen Alltag praktiziert werden. Der Begriff „klassisch" ist hierbei nicht im historischen Sinne zu verstehen, sondern soll den relativ hohen Bekanntheitsgrad der beschriebenen Methoden unterstreichen.

Die Reihenfolge der Techniken stellt keine Wertung bezüglich der Wirksamkeit dar, sondern richtet sich im Großen und Ganzen nach der Popularität der einzelnen Methoden.

Natürlich kann in einem kleinen Bändchen wie diesem nur ein kurzer Einblick in die jeweilige Technik gewährt werden. Für tiefer gehende Informationen finden Sie am Ende des Buches viele nützliche Literaturtipps und diverse Internetadressen zum Thema.

Autogenes Training

Hintergrund

Als der deutsche Psychiater und Psychotherapeut Johannes Heinrich Schultz in den 1920er-Jahren die Grundform des Autogenen Trainings entwickelte, bezog er seine Erfahrungen und Erkenntnisse aus der Hypnosetherapie für psychisch Kranke mit in sein Konzept ein. Dabei machte er sich die Tatsache zunutze, dass der Mensch durch die Fähigkeit zur Autosuggestion in der Lage ist, sowohl Veränderungen seiner körperlichen Befindlichkeit als auch Zustände tiefer seelischer Entspannung hervorzurufen.

Autogenes Training beschreibt also eine Art „Selbsthypnose": Das Unterbewusstsein kann durch reine Vorstellungskraft darauf trainiert werden, psychische und physische Prozesse zu beeinflussen. Dabei werden Geist und Körper quasi vom Normalzustand der Anspannung in einen Entspannungsmodus „umgeschaltet".

Wichtig hierbei ist, dass nach Beendigung der Übungen auch wieder eine sogenannte Rücknahme erfolgt – der Psyche und dem Körper also ein Signal gesendet wird, in den normalen „Betriebszustand" zurückzukehren. Dies gilt allerdings nicht, wenn das Autogene Training beispielsweise als „Einschlafhilfe" genutzt werden soll.

Heute wird das Autogene Training nicht nur als „klassische" Entspannungstechnik, sondern unter anderem auch zur Verbesserung der Konzentrationsfähigkeit, zum Abbau von Lernproblemen, aber auch zur Burn-out-Prävention eingesetzt.

Für wen ist Autogenes Training nicht geeignet?

Vorsichtig sein und vorab Rücksprache mit ihrem Arzt halten sollten Menschen mit psychischen Erkrankungen oder schweren internistischen Störungen.

Grund-, Mittel- und Oberstufe

Das Autogene Training beinhaltet drei Ebenen: die Grundstufe (früher als „Unterstufe" bezeichnet), die Mittelstufe und die Oberstufe.

Während die Grundstufe in erster Linie durch Wärme- und Schwereübungen für eine allgemeine psychische und physische Entspannung sorgt, greifen die Mittel- und die Oberstufe mit gezielten Formeln auch tiefer gehende therapeutische Aspekte auf.

In diesem Buch finden Sie für einen ersten Einstieg bewusst nur Übungen der Grundstufe.

Vorbereitung

Voraussetzung für den Erfolg der Übungen ist eine entspannte Körperhaltung. Hierfür bieten sich verschiedene Liege- und Sitzpositionen an. Abendliche Übungen werden wahrscheinlich eher liegend im Bett durchgeführt als ein Training zur Mittagszeit. Das Ziel sollte aber sein, sich für das Autogene Training – egal, wo man gerade ist – genügend geistigen Abstand zur Umwelt zu verschaffen. Denn die Übungen sollten möglichst ungestört praktiziert werden. Halten Sie deshalb die Augen während der Übungen geschlossen.

Ausgestrecktes Liegen

Nehmen Sie auf einer Matte oder einer harten Matratze eine entspannte Körperhaltung ein, strecken Sie die Beine aus und legen Sie die Arme locker neben dem Körper ab, wobei die Handinnenflächen nach oben zeigen. Unterstützen Sie den Kopf (und bei Bedarf auch die Kniekehlen) mit einem Kissen.

Gestütztes Sitzen

Setzen Sie sich in einen bequemen, aber nicht zu weichen Sessel oder Lehnstuhl. Der Rücken sollte gerade sein, die Arme werden locker auf den Lehnen abgelegt. Sie können auch hier den Kopf durch ein Kissen unterstützen.

Droschkenkutschersitz

Bei Stühlen ohne Armlehnen rutschen Sie auf der Sitzfläche etwas nach vorne und stellen die Füße flach auf dem Boden ab (Abstand: ca. 20 bis 30 Zentimeter). Die Zehen zeigen leicht nach außen. Die Unterarme ruhen auf den Oberschenkeln. Lassen Sie die Schultern ein wenig nach vorne fallen, wodurch sich Ihr Rücken rund macht und Sie etwas in sich „zusammensinken". Der Kopf macht diese Bewegung mit und neigt leicht nach unten.

Sitzen am Schreibtisch

Haben Sie keine andere Möglichkeit, als beispielsweise mittags am Schreibtisch zu trainieren, achten Sie auf eine aufrechte Einstellung der Lehne Ihres Bürostuhls. Dieser sollte während der Übungen auch möglichst nicht wippen können. Die Unterarme liegen locker auf der Tischplatte auf, der Kopf ist trotz der geraden Sitzhaltung leicht nach unten geneigt.

Wand-Boden-Sitz

Sollten Ihnen gar keine passende Liege- oder Sitzgelegen-
heit zur Verfügung stehen, bleibt Ihnen noch die Variante,
den rechten Winkel zwischen Fußboden und Zimmerwand
auszunutzen und diesen quasi als „Sitzbett" zu verwenden. Der Rücken lehnt dabei gerade an der Wand, die
Beine sind auf dem Boden ausgesteckt. Die Arme hängen
entspannt am Körper herunter, die Hände liegen locker auf
dem Boden auf, der Kopf ist auch hier trotz der geraden
Sitzhaltung leicht nach unten geneigt.

Übungen

Die Grundstufe des Autogenen Trainings setzt sich aus
sechs Übungen sowie der abschließenden „Rücknahme"
zusammen. Im Einzelnen sind dies:

Übungen der Grundstufe
- ▸ *Schwereübung*
- ▸ *Wärmeübung*
- ▸ *Atemübung*
- ▸ *Herzübung*
- ▸ *Sonnengeflechtübung*
- ▸ *Stirnübung*
- ▸ *Rücknahme*

Es empfiehlt sich, dreimal täglich zu üben, wobei beim
Erlernen des Autogenen Trainings jede Woche eine Übung
hinzukommen sollte – also in der ersten Woche Schwere-

übung und Rücknahme, in der zweiten Woche Schwereübung, Wärmeübung und Rücknahme usw.

Rücknahme

Genauso wichtig wie das eigentliche Training ist eine kor-
rekte und vollständige Rücknahme, mit der Sie Ihre Übungen beenden und den Kreislauf wieder in Schwung bringen.

Auch wenn Sie während Ihres Training gestört werden –
etwa durch die Türklingel oder das Telefon – und eine
Übung unterbrechen müssen, verzichten Sie nicht auf eine
Rücknahme, da Sie sonst nicht gleich die nötige Frische
aufbringen werden, um wieder in den Alltag einzusteigen.

Eine Rücknahme sollte also am Ende *jedes* Trainings stehen
– unabhängig davon, ob Sie nur eine Übung absolvieren
oder mehrere in Kombination – und folgenden Ablauf
haben:

Ablauf der Rücknahme

▸ *Holen Sie tief Luft und halten Sie den Atem ein wenig an.*

▸ *Ballen Sie die Fäuste und spannen Sie die Muskulatur der
Arme an.*

▸ *Beugen und strecken Sie die Arme ein paarmal (wie bei
einem Hanteltraining).*

▸ *Öffnen Sie die Augen und lassen Sie Ihren Atem ausströmen.*

▸ *Sollten Sie sich nun noch nicht frisch und wach genug
fühlen, wiederholen Sie die Rücknahme noch einmal.*

Ausnahme

Sollten Sie das Autogene Training als Unterstützung zum Einschlafen nutzen, wäre eine Rücknahme natürlich kontraproduktiv.

Formeln

Die Autosuggestion bei dieser Entspannungstechnik funktioniert über die Verwendung wiederkehrender Formeln, die während des Trainings ganz bewusst „gedacht", also quasi von Ihrer inneren Stimme gesprochen werden. Sie sollten bei der jeweiligen Übung immer den gleichen Wortlaut benutzen.

Dabei sind die hier vorgestellten Formeln allerdings nur als Vorschlag zu verstehen – es gibt durchaus noch andere Versionen des Autogenen Trainings, die im Grunde aber ähnliche Formeln verwenden.

Wichtig bleibt bei allen Varianten: Haben Sie sich einmal für bestimmte Formeln entschieden, sollten Sie diese im Verlauf des Trainings nicht mehr ändern.

Ruhetönung

Wenn Sie möchten, können Sie sich mit einer „Ruhetönung" auf die eigentlichen Übungen einstimmen. Die Formel hierzu lautet schlicht: „Ich bin ganz ruhig." Wiederholen Sie diesen Satz mehrmals und lassen Sie Ihre Gedanken kommen und gehen, halten Sie keinen Gedanken fest und vertiefen Sie keinen.

Übung „Schwere"

▸ *Konzentrieren Sie sich jeweils auf Ihre Hände und Arme.*
▸ *„Meine rechte Hand ist schwer." (dreimal)*
▸ *„Meine rechte Hand ist ganz schwer." (dreimal)*
▸ *„Meine linke Hand ist schwer." (dreimal)*
▸ *„Meine linke Hand ist ganz schwer." (dreimal)*
▸ *„Mein rechter Arm ist schwer." (dreimal)*
▸ *„Mein rechter Arm ist ganz schwer." (dreimal)*
▸ *„Mein linker Arm ist schwer." (dreimal)*
▸ *„Mein linker Arm ist ganz schwer." (dreimal)*
▸ *„Meine Arme sind schwer." (dreimal)*
▸ *„Meine Arme sind ganz schwer." (dreimal)*
▸ *Gehen Sie nach dem gleichen Schema bei den Füßen bzw. Beinen vor.*
▸ *Anschließend beziehen Sie Ihre Formeln auf den ganzen Körper.*
▸ *„Mein Körper ist schwer."*
▸ *„Mein Körper ist ganz schwer."*
▸ *Beenden Sie die Schwereübung mit der Rücknahme.*

Übung „Wärme"

▸ *Konzentrieren Sie sich jeweils auf Ihre Hände und Arme.*
▸ *„Meine rechte Hand ist warm." (dreimal)*
▸ *„Meine rechte Hand ist ganz warm." (dreimal)*
▸ *„Meine linke Hand ist warm." (dreimal)*
▸ *„Meine linke Hand ist ganz warm." (dreimal)*
▸ *„Mein rechter Arm ist warm." (dreimal)*

- ▸ *„Mein rechter Arm ist ganz warm." (dreimal)*
- ▸ *„Mein linker Arm ist warm." (dreimal)*
- ▸ *„Mein linker Arm ist ganz warm." (dreimal)*
- ▸ *„Meine Arme sind warm." (dreimal)*
- ▸ *„Meine Arme sind ganz warm." (dreimal)*
- ▸ *Gehen Sie nach dem gleichen Schema bei den Füßen bzw. Beinen vor.*
- ▸ *Anschließend beziehen Sie Ihre Formeln auf den ganzen Körper.*
- ▸ *„Mein Körper ist warm."*
- ▸ *„Mein Körper ist ganz warm."*
- ▸ *Beenden Sie die Wärmeübung mit der Rücknahme.*

Übung „Atem"

- ▸ *Spüren Sie Ihrer Atmung nach, lassen Sie diese aber unbeeinflusst geschehen.*
- ▸ *„Mein Atem geht ruhig und gleichmäßig." (dreimal)*
- ▸ *„Mein Atem geht ganz ruhig und gleichmäßig." (dreimal)*
- ▸ *„Es atmet mich." (dreimal)*
- ▸ *Beenden Sie die Atemübung mit der Rücknahme.*

Reihenfolge der Übungen

In einigen Trainingsprogrammen wird die folgende Herzübung vor der Atemübung praktiziert. Da es für den Ungeübten aber leichter ist, seiner Atmung nachzuspüren als seinem Herzschlag, wurde die hier vorliegende Reihenfolge gewählt.

Übung „Herz"

▸ *Spüren Sie Ihrem Herzschlag nach, fühlen Sie gegebenenfalls den Puls mit den Fingerspitzen (ohne Druck) am Handgelenk oder an der Halsschlagader.*

▸ *„Mein Herz schlägt ruhig und gleichmäßig." (dreimal)*

▸ *„Mein Herz schlägt ganz ruhig und gleichmäßig." (dreimal)*

▸ *Bei niedrigem Blutdruck können Sie den Begriff „ruhig" auch durch „kräftig" ersetzen.*

▸ *Beenden Sie die Herzübung mit der Rücknahme.*

Übung „Sonnengeflecht"

▸ *Konzentrieren Sie sich auf Ihre Körpermitte. Das Sonnengeflecht (auch: Solarplexus) ist eine Ansammlung von Nervenfasern im Oberbauch, die für die Informationsvermittlung an viele innere Organe zuständig ist.*

▸ *„Mein Sonnengeflecht ist von Wärme durchströmt." (dreimal)*

▸ *„Mein Sonnengeflecht ist ganz von Wärme durchströmt." (dreimal)*

▸ *Alternativ können Sie auch die Formel „Mein Sonnengeflecht ist (ganz) strömend warm" verwenden.*

▸ *Sollte Ihnen der Begriff „Sonnengeflecht" nicht vertraut genug erscheinen, so können Sie ihn auch einfach durch „Bauch" ersetzen.*

▸ *Beenden Sie die Sonnengeflechtübung mit der Rücknahme.*

Für den guten Schlaf

Manche Menschen erleben die folgende Übung für die Stirn als eher belebend denn entspannend. Sollte es Ihnen auch so gehen, lassen Sie diese Einheit bei abendlichen Übungen weg.

Übung „Stirn"

▸ *Konzentrieren Sie sich auf Ihre Stirn. Als imaginäre Hilfestellung kann es anfangs hilfreich sein, sich beispielsweise den Fahrtwind beim Fahrradfahren vorzustellen.*

▸ *„Meine Stirn ist angenehm kühl." (dreimal)*

▸ *Sollte Ihnen der Begriff „Stirn" zu eingeschränkt erscheinen, können Sie ihn auch durch „Kopf" ersetzen oder eine Formel wie „Mein Kopf ist frisch und frei" verwenden. Vermeiden Sie aber Wörter wie „ganz kühl" oder gar „kalt".*

Auf den Punkt gebracht

Das Autogene Training nutzt die Fähigkeit des Menschen zur Autosuggestion. Geist und Körper werden durch selbstbeeinflussende Formeln vom Zustand der Anspannung in einen Zustand der Entspannung „umgeschaltet". Dies kann neben dem Effekt des Stressabbaus auch zur Verbesserung der Konzentrationsfähigkeit und zum Abbau von Lernproblemen führen. Des Weiteren wird das Autogene Training zur Burn-out-Prävention eingesetzt.

Progressive Muskelentspannung

Hintergrund

Der US-amerikanische Arzt und Physiologe Edmund Jacobson entwickelte mit der Progressiven Muskelentspannung – auch „Progressive (Muskel-)Relaxation" genannt – in den 1920er-Jahren an der Universität Chicago ein Entspannungsverfahren, bei dem durch die kurzzeitige Kontraktion einzelner Muskelpartien zunächst gezielt Spannung aufgebaut wird, die anschließend durch die völlige Entspannung der angesprochenen Muskulatur wieder komplett „entweichen" kann.

Bei seinen Forschungen zu Aufbau und Funktion des menschlichen Muskelapparates schlug Jacobson hierbei eine Brücke zwischen der physischen Anspannung eines Menschen – also konkret der Muskelspannung – und dessen psychischer Verfassung. So zeigen Personen, die sich in Stresssituationen befinden, in der Regel auch eine gesteigerte Muskelanspannung, was sich zum Beispiel in Rücken- oder Nackenschmerzen äußert. Nachgewiesen werden kann diese erhöhte Spannung mithilfe der sogenannten Elektromyografie – die Betroffenen stehen also buchstäblich vermehrt „unter Strom".

Die Progressive Muskelentspannung, die im Laufe der Zeit immer wieder weiterentwickelt und modifiziert wurde, sieht auf den ersten Blick wie eine rein physische Entspannungsübung aus, bewirkt aber auch und gerade eine tiefe psychische Entspannung – durch den ganz bewusst hervorgerufenen starken Kontrast zwischen Anspannungs- und Entspannungsphase.

Die Progressive Muskelentspannung wird unter anderem eingesetzt:

▸ bei Spannungskopfschmerzen, die ihren Ursprung ja auch in Verspannungen anderer Muskelregionen haben können

▸ bei Schlafstörungen

▸ im verhaltenstherapeutischen Kontext, etwa bei der Behandlung von Angststörungen

Für wen ist Progressive Muskelentspannung nicht geeignet?

Vorsichtig sein und vorab Rücksprache mit ihrem Arzt halten sollten Menschen mit psychischen Krankheiten oder Muskelerkrankungen und chronische Schmerzpatienten.

Vorbereitung

Die Progressive Muskelentspannung betreiben Sie idealerweise im Liegen, Sie können sie aber auch im Sitzen durchführen (siehe Vorbereitung zum Autogenen Training ab Seite 13). Es empfiehlt sich bequeme Kleidung.

Übungen

Für dieses Buch wurde eine Kombination aus Übungen gewählt, die eine knappe halbe Stunde Zeit in Anspruch nehmen.

Natürlich gibt es auch bei der Progressiven Muskelentspannung zahlreiche weitere Varianten und zusätzliche Übungen, die teilweise auf den beschriebenen Beispielen aufbauen.

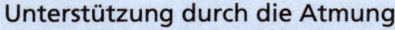

Unterstützung durch die Atmung

Atmen Sie jeweils bei der Muskelanspannung ein. Halten Sie in der Spannungsphase (ca. fünf Sekunden) die Luft an. Atmen Sie bei der Muskelentspannung wieder aus. Während der darauf folgenden Übungspause (ca. 30 Sekunden) atmen Sie ruhig und gleichmäßig weiter.

Rücknahme

Die Rücknahme bei der Progressiven Muskelentspannung ist nicht so nicht streng ausgelegt wie beim Autogenen Training, da sie eigentlich bei jeder Übung automatisch geschieht. Dennoch wird es oft als angenehm empfunden, nach der letzten Übung noch einmal die Hände zu Fäusten zu ballen und sich dann nach ca. fünf Sekunden ausgiebig zu räkeln und zu strecken.

Während des folgenden Trainingsprogramms „wandern" Sie über Ihren gesamten Körper, wobei Sie aber immer nur einzelne Muskelpartien und Körperregionen in die jeweilige Übung einbeziehen.

Reihenfolge der trainierten Körperregionen

▸ *Hände*

▸ *Arme (Bizeps und Trizeps)*

▸ *Gesicht (Stirn, Augen, Mund und Kiefer)*

▸ *Nacken*

▸ *Schultern*

▸ *Rumpf*

▸ *Bauch*

▸ *Rücken*

▸ *Oberschenkel und Gesäß*

▸ *Waden*

▸ *Füße*

Übung „Hände"

▸ *Konzentrieren Sie sich auf Ihre dominante Hand (also die rechte bei Rechtshändern, die linke bei Linkshändern).*

▸ *Ballen Sie die Hand zur Faust und halten Sie die Spannung (ca. fünf Sekunden).*

▸ *Lösen Sie die Spannung abrupt und spüren Sie der Entspannung in Ihrer Hand nach (ca. 30 Sekunden).*

▸ *Konzentrieren Sie sich nun auf die andere Hand und wiederholen Sie die Übung.*

▸ *Konzentrieren Sie sich nun auf beide Hände gleichzeitig und wiederholen Sie die Übung.*

Übung „Bizeps"

▸ *Konzentrieren Sie sich auf Ihren dominanten Arm.*

▸ *Heben Sie nun den dominanten Arm seitlich im rechten Winkel zum Rumpf und „klappen" den Unterarm wieder in Richtung Körper, sodass Sie mit den Fingerspitzen die Schulter berühren können.*

▸ *Spannen Sie nun die Muskulatur im vorderen Oberarm (Bizeps) an (ca. fünf Sekunden).*

▸ *Lösen Sie die Spannung abrupt und spüren Sie der Entspannung in Ihrem Arm nach (ca. 30 Sekunden), nachdem Sie den Arm wieder gesenkt haben.*

▸ *Konzentrieren Sie sich nun auf den anderen Arm und wiederholen Sie dort die Übung.*

▸ *Konzentrieren Sie sich nun auf beide Arme gleichzeitig und wiederholen Sie die Übung.*

Übung „Trizeps"

▸ *Legen Sie die Hände auf den Oberschenkeln ab, die Handinnenflächen zeigen dabei nach oben. Strecken Sie die Arme (noch ohne Spannung) durch.*

▸ *Konzentrieren Sie sich auf den dominanten Arm.*

▸ *Spannen Sie nun die Muskulatur im hinteren Oberarm (Trizeps) an (ca. fünf Sekunden).*

▸ *Lösen Sie die Spannung abrupt und spüren Sie der Entspannung in Ihrem Arm nach (ca. 30 Sekunden).*

▸ *Konzentrieren Sie sich nun auf den anderen Arm und wiederholen Sie dort die Übung.*

▸ *Konzentrieren Sie sich nun auf beide Arme gleichzeitig und wiederholen Sie die Übung.*

Übung „Stirn"

▸ *Konzentrieren Sie sich auf die Stirn.*

▸ *Spannen Sie die Gesichtsmuskulatur an, indem Sie die Augenbrauen hochziehen und die Stirn dabei in Falten legen (ca. fünf Sekunden).*

▸ *Lösen Sie die Spannung abrupt und spüren Sie der Entspannung in Ihrem ganzen Gesicht nach (ca. 30 Sekunden).*

Übung „Augen"

▸ *Konzentrieren Sie sich auf die Augen und die Augenbrauen.*

▸ *Kneifen Sie die Augen zusammen (ca. fünf Sekunden).*

▸ *Lösen Sie die Spannung abrupt und spüren Sie der Entspannung in Ihrem ganzen Gesicht nach (ca. 30 Sekunden).*

Übung „Mund"

▸ *Konzentrieren Sie sich auf den Mund.*

▸ *Pressen Sie die Lippen aufeinander (ca. fünf Sekunden).*

▸ *Lösen Sie die Spannung abrupt und spüren Sie der Entspannung in Ihrem ganzen Gesicht nach (ca. 30 Sekunden).*

Übung „Kiefer"

▸ *Konzentrieren Sie sich auf den Mund und das Kinn.*

▸ *Spitzen Sie die Lippen, ziehen Sie die Kiefermuskulatur nach innen, als wollten Sie mit einem Strohhalm trinken, und halten Sie die Spannung (ca. fünf Sekunden).*

▸ *Lösen Sie die Spannung abrupt und spüren Sie der Entspannung in Ihrem ganzen Gesicht nach (ca. 30 Sekunden).*

Übung „Nacken"

▸ *Konzentrieren Sie sich auf den Nacken.*

▸ *Strecken Sie das Kinn nach vorne, legen Sie den Kopf in den Nacken und halten Sie die Spannung (ca. fünf Sekunden).*

▸ *Lösen Sie die Spannung abrupt und spüren Sie der Entspannung in Ihrem Nacken nach (ca. 30 Sekunden).*

Übung „Schultern"

▸ *Konzentrieren Sie sich auf die Schulter des dominanten Armes.*

▸ *Ziehen Sie die Schulter nach oben und halten Sie die Spannung (ca. fünf Sekunden).*

▸ *Lösen Sie die Spannung abrupt und spüren Sie der Entspannung in Ihrer Schulter nach (ca. 30 Sekunden).*

▸ *Konzentrieren Sie sich nun auf die andere Schulter und wiederholen Sie die Übung.*

▸ *Konzentrieren Sie sich nun auf beide Schultern gleichzeitig und wiederholen Sie die Übung.*

Übung „Rumpf"

▸ *Konzentrieren Sie sich auf den Brustkorb.*

▸ *Atmen Sie tief durch die Nase ein, bis sich Brustkorb und Bauch heben, und halten Sie die Luft an (ca. fünf Sekunden).*

▸ *Lösen Sie die Spannung abrupt, indem Sie die Luft von alleine wieder ausströmen lassen, und spüren Sie der Entspannung in Ihrem Brustkorb nach (ca. 30 Sekunden).*

Übung „Bauch"

▸ *Konzentrieren Sie sich auf die Bauchmuskeln.*

▸ *Ziehen Sie die Bauchmuskeln nach innen und halten Sie die Spannung (ca. fünf Sekunden).*

▸ *Lösen Sie die Spannung abrupt und spüren Sie der Entspannung in Ihrem Bauch nach (ca. 30 Sekunden).*

Übung „Rücken"

▸ *Konzentrieren Sie sich auf den oberen Rücken.*

▸ *Ziehen Sie bei angelegten Armen die Schulterblätter nach hinten in Richtung Wirbelsäule und halten Sie die Spannung (ca. fünf Sekunden).*

▸ *Lösen Sie die Spannung abrupt und spüren Sie der Entspannung in Ihrem Rücken nach (ca. 30 Sekunden).*

Übung „Oberschenkel und Gesäß"

▸ *Konzentrieren Sie sich auf die Oberschenkel- und Gesäßmuskulatur.*

▸ *Spannen Sie die Oberschenkel- und Gesäßmuskulatur gleichzeitig an (ca. fünf Sekunden).*

▸ *Lösen Sie die Spannung abrupt und spüren Sie der Entspannung in Ihren Oberschenkeln und Ihrem Gesäß nach (ca. 30 Sekunden).*

Übung „Waden"

▸ *Konzentrieren Sie sich auf das dominante Bein.*

▸ *Ziehen Sie die Zehen nach oben und halten Sie die Spannung in der Wadenmuskulatur (ca. fünf Sekunden).*

▸ *Lösen Sie die Spannung abrupt und spüren Sie der Entspannung in Ihrer Wade nach (ca. 30 Sekunden).*

▸ *Konzentrieren Sie sich nun auf das andere Bein und wiederholen Sie die Übung.*

▸ *Konzentrieren Sie sich nun auf beide Beine gleichzeitig und wiederholen Sie die Übung.*

Übung „Füße"

▸ *Konzentrieren Sie sich auf den dominanten Fuß.*

▸ *Krallen Sie die Zehen nach unten und halten Sie die Spannung (ca. fünf Sekunden).*

▸ *Lösen Sie die Spannung abrupt und spüren Sie der Entspannung in Ihrem Fuß nach (ca. 30 Sekunden).*

▸ *Konzentrieren Sie sich nun auf den anderen Fuß und wiederholen Sie dort die Übung.*

▸ *Konzentrieren Sie sich nun auf beide Füße gleichzeitig und wiederholen Sie die Übung.*

Kurzform

Es ist generell wenig hilfreich, sich bei der Progressiven Muskelentspannung einzelne Übungen „herauszupicken", da beispielsweise Spannungskopfschmerzen ihren Ursprung sehr häufig auch in der Nacken-, Schulter- oder Rückenmuskulatur haben können.

Eine Möglichkeit, den Trainingszyklus etwas abzukürzen, liegt darin, die Übungen für die Gliedmaßen nicht erst einzeln für die rechte und die linke Seite durchzuführen, sondern gleich in „doppelter Ausführung" zu trainieren.

Auf den Punkt gebracht

Die Progressive Muskelentspannung nutzt die bewusst herbeigeführte Anspannung einzelner Muskelpartien, um beim Entweichen dieser Spannung eine tiefe Entspannungsphase auszulösen. Anwendung findet sie neben dem Einsatz zum Stressabbau auch bei Spannungskopfschmerzen und Schlafstörungen oder im verhaltenstherapeutischen Kontext, etwa bei der Behandlung von Angststörungen.

Yoga

Hintergrund

Von Yoga als Entspannungstechnik in der Einzahl zu sprechen, wird dieser komplexen Lehre eigentlich kaum gerecht – verbinden sich in diesem Begriff doch Hunderte unterschiedlicher Stile und Methoden zu einem kaum überschaubaren Gesamtsystem.

Allen Techniken gemein ist jedoch ihr Ursprung in der jahrtausendealten Kultur des indischen Subkontinents. Yoga gilt als eine der sechs Säulen (Darshanas) der traditionellen indischen Philosophie.

Nach Europa gelangte das Yoga moderner Lesart über die USA, wo es Ende des 19. Jahrhunderts erste Anhänger gefunden hatte. Deutschland erreichte die „Yoga-Welle" in den 1960er-Jahren. Heute betreiben hierzulande ca. drei Millionen Menschen diese Verbindung aus Philosophie, Sport und Meditation – die meisten davon das sogenannte Hatha Yoga, ein Konzept, das die verschiedensten Yoga-Stile in sich vereinigt.

Einen guten Überblick über die verschiedenen Spielarten und Richtungen, kombiniert mit vielen praktischen Übungen, gibt beispielsweise das Buch „Yoga – Mehr Energie für Beruf und privat" von Susanne Hauptmann, das ebenfalls in der Reihe „Beck kompakt" erschienen ist.

Yoga hat nicht nur meditative Wirkung, sondern verbessert auch die Körperwahrnehmung und -beherrschung. Es wird darüber hinaus auch zur Behandlung nervöser Beschwerden eingesetzt. Bei muskulären Problemen dient es der generellen Entspannung und lindert Schmerzen.

Für wen ist Yoga nicht geeignet?

Vorsichtig sein und vorab Rücksprache mit ihrem Arzt halten sollten Menschen mit psychischen Krankheiten bzw. Muskel- oder internistischen Erkrankungen und chronische Schmerzpatienten.

Vorbereitung

Grundsätzlich kann Yoga ohne weitere Hilfsmittel ausgeübt werden, wobei sich bequeme Kleidung und eine rutschfeste Gummimatte zur Erhöhung der Standfestigkeit empfehlen. Bei komplizierteren Übungen ist es ratsam, sich vorher ausreichend aufzuwärmen.

Übungen

Unter der Vielzahl von Übungen der einzelnen Yoga-Stile ist der „Sonnengruß" (Surya Namaskar) sicherlich die bekannteste: Er besteht eigentlich aus einer Kombination von Einzelübungen (Asanas), für die sich – der Name lässt es erahnen – der frühe Morgen als Trainingszeit anbietet.

Als Beispiel dient diese Übung auch deshalb sehr gut, weil sie die fließende Bewegung zwar betont, sich die Einzelelemente aber dennoch gut erkennen und trainieren lassen.

Sonnengruß

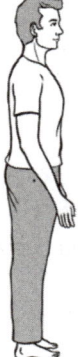

Die Ausgangsposition

Ausgangsposition

▸ *Stehen Sie aufrecht, die Beine sind geschlossen.*

▸ *Verteilen Sie Ihr Körpergewicht gleichmäßig auf Fersen und Fußballen.*

▸ *Spannen Sie den Beckenboden leicht an.*

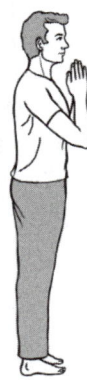

Der Gruß

Übung 1 „Der Gruß"

▸ *Falten Sie die Hände wie zum Gebet vor der Brust.*

▸ *Senken Sie die Schultern.*

▸ *Ihr Atem geht ruhig und gleichmäßig.*

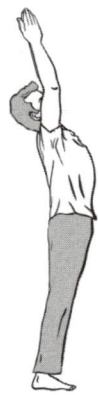

Ausstrecken

Übung 2 „Ausstrecken"

▸ *Strecken Sie beide Arme himmelwärts.*

▸ *Bilden Sie ein leichtes Hohlkreuz.*

▸ *Atmen Sie beim Strecken der Arme ein.*

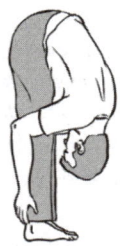

Vorbeugen

Übung 3 „Vorbeugen"

▸ Beugen Sie sich mit ausgestreckten Armen nach vorne, die Beine bleiben ebenfalls gestreckt.

▸ Umfassen Sie von hinten Ihre Waden am tiefsten Punkt, der möglich ist.

▸ Atmen Sie beim Vorbeugen aus.

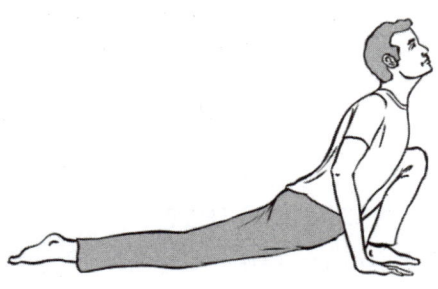

Der Held (links)

Übung 4 „Der Held" (links)

▸ Legen Sie beide Handflächen mit gespreizten Fingern auf den Boden. Strecken Sie das rechte Bein nach hinten, wobei Ihr rechter Fuß möglichst mit dem Fußrücken nach unten aufliegen sollte. Der linke Fuß bleibt in seiner Position, das linke Bein wird aber durch den Ausfallschritt des rechten Beines gebeugt.

▸ Stützen Sie sich mit beiden Händen ab und legen Sie den Kopf in den Nacken.

▸ Atmen Sie beim Strecken des rechten Beines ein.

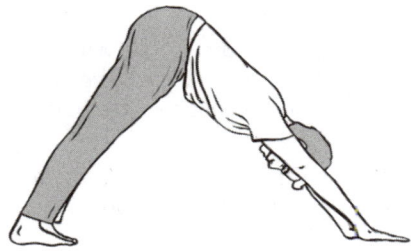

Der Hund

Übung 5 „Der Hund"

▸ Stützen Sie sich mit den Zehen des rechten Beines auf dem Boden ab.

▸ Strecken sie nun auch das linke Bein nach hinten.

▸ Heben Sie das Gesäß nach oben und strecken Sie dabei die Arme, sodass Sie mit Ihrem Körper ein „umgedrehtes V" darstellen. Beide Fersen berühren nun den Boden.

▸ Atmen Sie beim Strecken des linken Beins aus. Verharren Sie in dieser Position für zwei weitere Atemzüge.

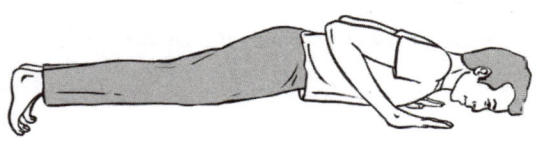

Bauchlage

Übung 6 „Bauchlage"

▸ Legen Sie Ihren Körper ab, als wollten Sie in die Ausgangsposition für eine Liegestütze gehen. Das Gesäß
wird dabei leicht angehoben, die Füße lagern auf den
Zehen.

▸ Atmen Sie beim Ablegen aus. Verharren Sie in dieser
Position für zwei weitere Atemzüge.

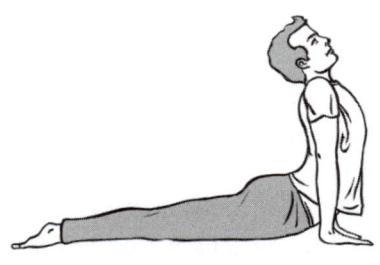

Die Kobra

Übung 7 „Die Kobra"

▸ Lassen Sie das Gesäß sinken.

▸ Drücken Sie den Oberkörper aus den Armen heraus nach
oben und legen Sie den Kopf in den Nacken.

▸ Atmen Sie vor dem Absenken des Gesäßes ein.

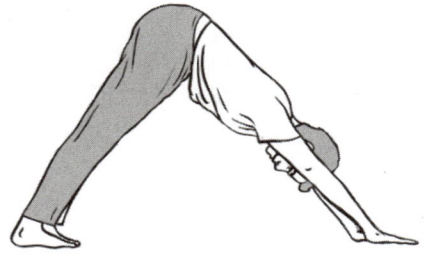

Der Hund

Übung 8 „Der Hund"

▸ *Nehmen Sie die Position aus Übung 5 wieder ein.*

▸ *Atmen Sie beim Heben des Gesäßes aus.*

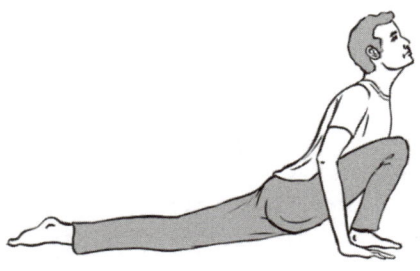

Der Held

Übung 9 „Der Held" (rechts)

▸ *Nehmen Sie die Position aus Übung 4 wieder ein, diesmal allerdings seitenverkehrt, das heißt, das linke Bein wird nach hinten gestreckt.*

▸ *Atmen Sie beim Strecken des linken Beines ein.*

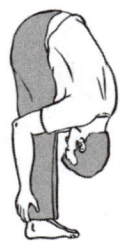

Vorbeugen

Übung 10 „Vorbeugen"

▸ Nehmen Sie die Position aus Übung 3 wieder ein.
▸ Atmen Sie dabei aus.

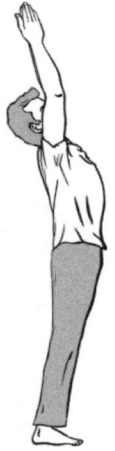

Ausstrecken

Übung 11 „Ausstrecken"

▸ *Nehmen Sie die Position aus Übung 2 wieder ein.*
▸ *Atmen Sie bei der Armstreckung nach oben ein.*

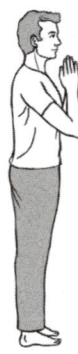

Der Gruß

Übung 12 „Der Gruß"

▸ *Nehmen Sie die Position aus Übung 1 wieder ein.*
▸ *Atmen Sie dabei aus.*

Verharren Sie nach Abschluss der Übungen noch eine Weile und spüren Sie deren Wirkungen in Ihrem Körper nach.

Auf den Punkt gebracht

Yoga bezeichnet heutzutage im Allgemeinen eine Verbindung aus Philosophie, Sport und Meditation, die ihre Wurzeln in der jahrtausendealten Kultur des indischen Subkontinents findet.

Das Hatha Yoga ist ein in Europa sehr populäres Konzept, das die verschiedensten traditionellen Yoga-Stile in
sich vereinigt. Neben meditativen Zwecken und einer
Verbesserung der Körperwahrnehmung und -beherr-
schung kann Yoga auch zur Behandlung nervöser Beschwerden oder zur Schmerzlinderung bei muskulären
Problemen dienen.

Tai Ji Quan

Hintergrund

Das Tai Ji Quan (auch als „Taijiquan" oder „Tai Chi Chuan"
bezeichnet, im Westen auch oft nur kurz: „Tai Chi") ist
eine sehr alte „innere Kampfkunst", die von langsam aus-
geführten, fließenden Bewegungen bestimmt wird. In
seinem Ursprungsland China gilt es nach wie vor als eine
Art Volkssport, der von Millionen von Menschen tagtäglich
– meist morgens in öffentlichen Parks oder auch vor Ar-
beitsbeginn in vielen Betrieben – ausgeübt wird. Auch in
Europa findet dieses Bewegungstraining seit Längerem
immer mehr Anhänger, wobei der historische Aspekt der
Selbstverteidigung zugunsten meditativer und gesundheit-
licher Aspekte in den Hintergrund tritt.

Tai Ji Quan dient in erster Linie als Entspannungstechnik,
die zugleich aber auch die Muskulatur stärken sowie den
Gleichgewichtssinn und die allgemeine Flexibilität des Körpers schulen soll.

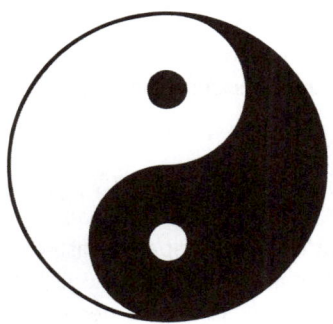

Yin und Yang

Traditionell wird das Tai Ji Quan als eine Vorstufe zur Erlangung des „Tai Ji" verstanden, das in westlicher Diktion mit dem „höchsten Prinzip" oder dem „höchsten Einen" nur sehr unzureichend beschrieben werden kann. Quan („Faust" oder auch „leere Hand") bezeichnet hierbei den ursprünglichen Weg über die Kampfkunst zum eigentlichen Ziel des Tai Ji, das den Ausgleich zwischen Yin und Yang, den beiden Grund- und Gegenpolen fernöstlicher Philosophie, beinhaltet.

> **Für wen ist Tai Ji Quan nicht geeignet?**
> Vorsichtig sein und vorab Rücksprache mit ihrem Arzt halten sollten Menschen mit psychischen Krankheiten oder akuten Muskelerkrankungen.

Vorbereitung

Grundsätzlich bedarf es für das Tai Ji Quan keiner besonderen Vorbereitung. Auch hier empfiehlt sich aber natürlich bequeme Kleidung. Da diese Entspannungstechnik traditionell auch viel im Freien praktiziert wird, gilt es, eventuelle Witterungseinflüsse bei der Wahl der Kleidung zu berücksichtigen.

Übungen

Speziell bei komplexen Entspannungstechniken wie dem Tai Ji Quan ist es nicht einfach, möglichst repräsentative Übungen zur Veranschaulichung der Methodik vorzustellen.

Zum einen existiert eine so große Anzahl von Übungen, die quasi alle fließend ineinander übergehen, zum anderen ist bei der Beherrschung der dargestellten „Figuren" des Tai Ji Quan – im Gegensatz zu anderen Methoden – meist auch eine ausgefeilte Fußtechnik erforderlich, was sich durch die ursprüngliche Herkunft aus der Kampfkunst erklärt.

Die folgenden Übungen verstehen sich daher als kleiner Einstieg in die Technik des Tai Ji Quan, um einen ersten Eindruck von dieser Methode des chinesischen „Schattenboxens" zu ermöglichen. Die Kombination dieser Teilelemente ist als „Den Vogel am Schwanz packen" bekannt.

Den Vogel am Schwanz packen

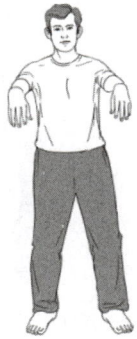

Einstieg

Übung „Einstieg"

▸ Stellen Sie sich mit schulterbreit geöffneten Beinen fest auf den Boden, die Knie sind leicht gebeugt.

▸ Die Arme hängen in leichter Spannung nach unten, die Handinnenflächen zeigen nach hinten.

▸ Heben Sie die Arme locker ausgestreckt nach oben auf Brusthöhe, die Kraft hierfür kommt aus den Schultern. Beugen Sie die Handgelenke etwas nach unten (siehe Abbildung).

▸ Heben Sie nun die Unterarme weiter auf Schulterhöhe, die Fingerspitzen der immer noch leicht gewölbten Hände zeigen schräg nach oben.

▸ Strecken Sie die Arme aus dem Ellenbogengelenk nach vorne und lassen Sie die Fingerspitzen der leicht gewölbten Hände wieder schräg nach unten zeigen.

▸ Senken Sie die Arme wieder und kehren Sie in die Ausgangsposition zurück.

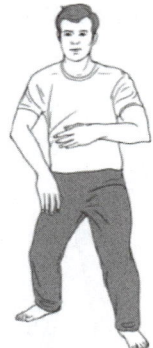

Abwehr links

Übung „Abwehr links"

▸ *Drehen Sie sich mit Oberkörper und Füßen so weit nach rechts, dass die Füße einen rechten Winkel bilden. Das Gewicht lagert auf dem nach vorne zeigenden linken Fuß.*

▸ *Sie blicken nun zur rechten Seite. Platzieren Sie die Hände in einer Halbkreisbewegung vor Ihrem Körper in ca. 30 Zentimetern Abstand so, also würden Sie einen Ball zwischen ihnen halten (die linke Hand befindet sich hierbei unten).*

▸ *Verlagern Sie das Gewicht auf das rechte Bein.*

▸ *Machen Sie nun mit dem linken Fuß einen kleinen Schritt nach vorne, wobei Sie zuerst mit der Ferse und dann mit dem ganzen Fuß aufsetzen.*

▸ *Verlagern Sie wieder das Gewicht auf das linke Bein und drehen Sie die Taille erneut nach links.*

▸ *Heben Sie gleichzeitig den linken Arm leicht angewinkelt etwas unterhalb Brusthöhe und lassen Sie den rechten Arm sinken (siehe Abbildung).*

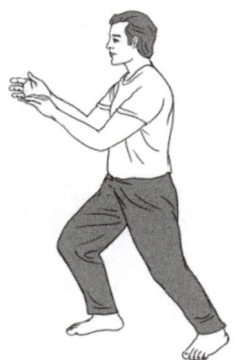

Abwehr rechts

Übung „Abwehr rechts"

▸ Das Gewicht lagert nach wie vor auf dem nach vorne zeigenden linken Fuß.

▸ Drehen Sie die Taille etwas nach links und halten Sie den „Ball" auch leicht nach links, wobei nun der rechte Arm von unten greift.

▸ Drehen Sie sich nun aus der Taille wieder nach rechts und machen Sie mit dem rechten Fuß einen kleinen Schritt, wobei Sie erneut zuerst mit der Ferse und dann mit dem ganzen Fuß aufsetzen.

▸ Senken sie den rechten Arm und heben Sie den linken Arm in etwa auf Brusthöhe (wie in „Abwehr links").

▸ Verlagern Sie nun das Gewicht auf das rechte Bein und lehnen Sie sich nach vorne, sodass sich die Knie leicht beugen.

▸ Heben Sie nun die rechte Hand auf die Höhe der linken Hand (siehe Abbildung).

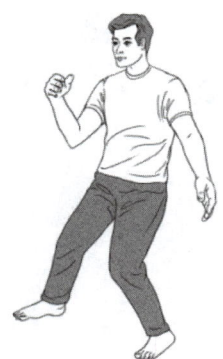

Zurückweichen, drücken und stoßen

Übung „Zurückweichen, drücken und stoßen"

▸ Drehen Sie sich noch ein Stück weiter nach rechts, heben Sie die rechte Hand ein wenig und klappen Sie das rechte Handgelenk leicht nach innen.

▸ Verlagern Sie das Gewicht wieder auf das linke Bein und drehen Sie sich erneut leicht nach links.

▸ Lassen Sie in dieser Bewegung den linken Arm etwas sinken (siehe Abbildung).

▸ Verlagern Sie das Gewicht wieder auf das rechte Bein und drehen Sie sich erneut nach rechts.

▸ Führen Sie die linke Hand nun so zur rechten Hand, dass sich die Handteller der gewölbten Hände berühren.

▸ Schieben Sie den Oberkörper nach vorne.

▸ Lösen Sie die Hände voneinander und halten Sie sie etwas unterhalb der Schultern parallel und leicht angewinkelt nach vorne, sodass die Fingerspitzen schräg nach oben zeigen.

▸ *Verlagern Sie gleichzeitig das Gewicht wieder auf das linke Bein.*

▸ *Verlagern Sie das Gewicht nun in einer Stoßbewegung erneut auf das rechte Bein.*

Auf den Punkt gebracht

Tai Ji Quan ist eine chinesische „innere Kampfkunst", die in der westlichen Welt in erster Linie unter meditativen und gesundheitlichen Aspekten betrieben wird. Der Begriff „Tai Ji" verkörpert dabei das Streben nach dem Prinzip des „höchsten Einen", welches das Wechselspiel zwischen den beiden Grundpolen Yin und Yang in ein harmonisches Ganzes bringen soll. Die Methode des Tai Ji Quan stärkt die Muskulatur und die allgemeine Flexibilität des Körpers. Des Weiteren schult sie die Koordinations- und Konzentrationsfähigkeit.

Qi Gong

Hintergrund

Im Gegensatz zum Ursprung des Tai Ji Quan zielt die Technik des Qi Gong (auch „Qigong" oder „Chi Gong") nicht auf die Abwehr eines äußeren (auch imaginären) Gegners ab, sondern richtet den Blick eher in das Innere des Menschen.

Qi Gong kann auch als eine Art methodischer Überbau des Tai Ji Quan betrachtet werden, zumindest in seiner „bewegten" Variante, die im Gegensatz zum „stillen Qi

Gong" die inneren meditativen Abläufe in Bewegungen kleidet.

Der Begriff des „Qi" steht hierbei für die vitale, die treibende Kraft auf dem Weg zum höchsten Prinzip, die mit „Arbeit", aber auch mit „Können" („Gong" kann mit diesen beiden Begriffen übersetzt werden) anzustreben ist.

Durch den immer stärker werdenden Einfluss der Traditionellen Chinesischen Medizin (TCM) in der westlichen Welt etabliert sich auch diese Meditations- und Bewegungsmethode mehr und mehr in unserem Gesundheitssystem. Die bildhaften Übungen lindern Konzentrationsprobleme oder Schlafstörungen und kräftigen den Muskelapparat.

Für wen ist Qi Gong nicht geeignet?

Vorsichtig sein und vorab Rücksprache mit ihrem Arzt halten sollten Menschen mit psychischen Krankheiten und akuten Muskelerkrankungen.

Vorbereitung

Auch für diese Entspannungstechnik bedarf es außer bequemer Kleidung keiner weiteren Utensilien.

Grundpositionen

Um die Übungen im Qi Gong sauber und wirkungsvoll durchführen zu können, ist es notwendig, die drei Grundpositionen zu beherrschen, welche die Basis aller weiteren „Figuren" bilden.

Dies sind im Einzelnen:

▸ der hüftbreite Stand

▸ der Reitersitz

▸ die Schrittstellung

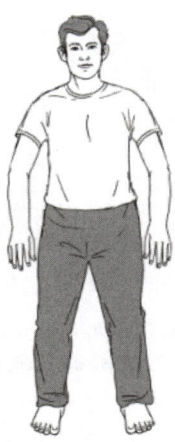

Der hüftbreite Stand

Der hüftbreite Stand

▸ *Die Füße stehen parallel in Hüftbreite zueinander, das Körpergewicht ist auf beide Beine verteilt.*

▸ *Die Knie sind dabei leicht gebeugt.*

▸ *Der Rücken ist gerade, die Arme hängen locker nach unten, wobei die Ellenbogen leicht angewinkelt werden.*

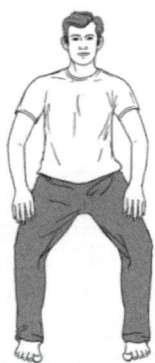

Der Reitersitz

Der Reitersitz

▸ *Die Füße stehen parallel in doppelter Hüftbreite zueinander, das Körpergewicht ist auf beide Beine verteilt.*

▸ *Die Knie sind dabei leicht gebeugt.*

▸ *Der Rücken ist gerade, die Arme hängen locker nach unten, wobei die Ellenbogen leicht angewinkelt werden.*

Die folgenden Übungen können Sie bereits alleine mit den gezeigten beiden Grundpositionen bestreiten. Der Vollständigkeit halber sei aber in jedem Fall noch die Schrittstellung (links oder rechts) erläutert, da diese zusammen mit dem hüftbreiten Stand und dem Reitersitz die Basis für viele weitere Übungen bildet.

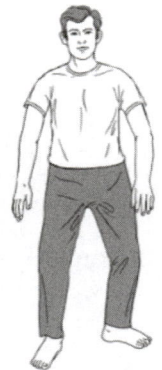

Die Schrittstellung (links)

Die Schrittstellung (links)

▸ *Ausgangsposition ist der hüftbreite Stand.*

▸ *Das Körpergewicht verlagert sich auf das rechte Bein.*

▸ *Drehen Sie sich etwas nach links, wobei Sie den linken Fuß ein wenig nach außen drehen.*

▸ *Setzen Sie den linken Fuß nun einen Schritt nach vorne.*

▸ *In umgekehrter Richtung durchgeführt ergibt sich die „Schrittstellung rechts".*

Übungen

Als Beispiel für eine typische Kombination von Qi-Gong-Übungen sei an dieser Stelle die szenische Abfolge der „Acht Brokate" vorgestellt, die eines der bekanntesten Bilder dieser Technik darstellt. Wichtig hierbei sind wieder die fließenden Übergänge, die die einzelnen Übungen verbinden sollen.

Die Acht Brokate

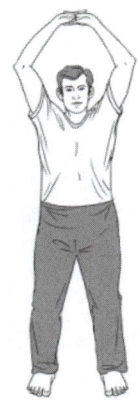

Den Himmel stützen

Übung „Den Himmel stützen"

▸ *Grundposition: hüftbreiter Stand.*

▸ *Heben Sie die Arme und führen Sie diese in einem Bogen über dem Kopf zusammen, sodass die Finger Ihrer Hände ineinandergreifen. Die Handinnenflächen zeigen dabei nach unten.*

▸ *Drehen Sie die Handflächen nun nach oben (siehe Abbildung).*

▸ *Geben Sie der Spannung in Bauch und Rücken nach, lassen Sie die Schultern nach unten sinken. Die Grundposition bleibt dabei erhalten.*

▸ *Lassen Sie Ihre Hände los und kehren Sie in Umkehrung der ersten Bewegung zur Ausgangsposition zurück.*

▸ *Führen Sie diese Übung zweimal aus.*

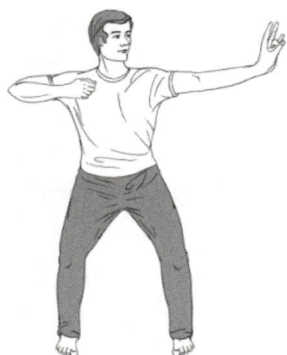

Auf den Adler schießen

Übung „Auf den Adler schießen"

▸ *Grundposition: Reitersitz.*

▸ *Führen Sie die Arme vor den Körper und kreuzen Sie sie dort, wobei die Handinnenflächen zum Körper zeigen.*

▸ *Drehen Sie den linken Unterarm nach außen und bilden Sie mit der linken Hand zwischen Zeige- und Mittelfinger eine „Auflage" für einen imaginären Pfeil.*

▸ *Strecken Sie den Arm nun fast komplett aus, wobei Sie die „Pfeilauflage" beibehalten. Die Handinnenflächen zeigen von Ihnen weg.*

▸ *Der Kopf dreht sich in Richtung des ausgestreckten Armes, die Augen visieren zwischen Zeige- und Mittelfinger das „Ziel" an.*

▸ *Der rechte Arm wird ebenfalls auf Schulterhöhe gehoben und bildet einen rechten Winkel zum Rumpf. Das Ellenbogengelenk ist dabei eingeklappt, ein imaginärer Bogen wird gespannt (siehe Abbildung).*

- *Lassen Sie die Schultern langsam sinken und führen Sie Ihre Arme in einer fließenden Bewegung wieder an die Ausgangsposition zurück.*
- *Wiederholen Sie diese Übung, ohne die Bewegung zu unterbrechen, auf der anderen Körperseite.*
- *Führen Sie diese Übung zweimal pro Körperseite aus.*

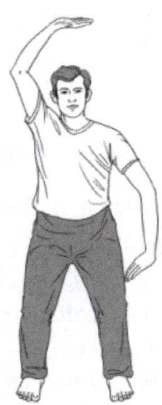

Den Himmel und die Erde stützen

Übung „Den Himmel und die Erde stützen"

- *Grundposition: hüftbreiter Stand.*
- *Heben Sie den rechten Arm und führen Sie diesen in einem Bogen über den Kopf. Die Handinnenfläche zeigt dabei zunächst noch nach unten.*
- *Gleichzeitig drehen Sie die linke Hand auf Höhe der Ausgangsposition nach innen. Die rechte Hand dreht sich, sodass die Handinnenfläche nun nach oben zeigt (siehe Abbildung).*

▸ Lassen Sie die Schultern langsam sinken, halten Sie die Spannung und führen Sie Ihre Arme dann in einer fließenden Bewegung wieder an die Ausgangsposition zurück.

▸ Wiederholen Sie diese Übung, ohne die Bewegung zu unterbrechen, auf der anderen Körperseite.

▸ Führen Sie diese Übung zweimal pro Körperseite aus.

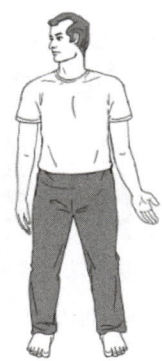

Nach hinten blicken und die fünf Übel und sieben Leiden hinter sich lassen

Übung „Nach hinten blicken und die fünf Übel und sieben Leiden hinter sich lassen"

▸ Grundposition: hüftbreiter Stand.

▸ Drehen Sie den Kopf nach rechts, der Rumpf bleibt unbeweglich und gerade.

▸ Drehen Sie die linke Hand nach außen, bis die Handinnenfläche nach vorne zeigt (siehe Abbildung).

▸ Kehren Sie mit Kopf und Hand langsam wieder in die Ausgangsposition zurück.

▸ *Wiederholen Sie diese Übung, ohne die Bewegung zu unterbrechen, auf der anderen Körperseite.*

▸ *Führen Sie diese Übung zweimal pro Körperseite aus.*

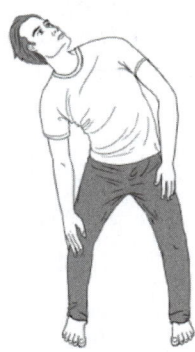

Den Kopf kreisen und das Gesäß schwenken

Übung „Den Kopf kreisen und das Gesäß schwenken"

▸ *Grundposition: Reitersitz.*

▸ *Neigen Sie den Oberkörper so weit es geht auf die rechte Seite, das Becken bleibt gerade.*

▸ *Drehen Sie den Kopf nach links, sodass sich ein Bogen von Ihrer rechten Flanke bis zum Kopfende zieht.*

▸ *Richten Sie dann Ihren Blick nach oben (siehe Abbildung).*

▸ *Rollen Sie den Kopf so, dass Sie auf den Boden sehen können und vollführen Sie mit dem Oberkörper eine halbkreisförmige Drehung auf die andere Körperseite und wiederholen Sie die Bewegungsabläufe dort.*

▸ *Richten Sie sich langsam auf und nehmen Sie wieder die Ausgangsposition ein.*

▸ *Führen Sie diese Übung zweimal pro Körperseite aus.*

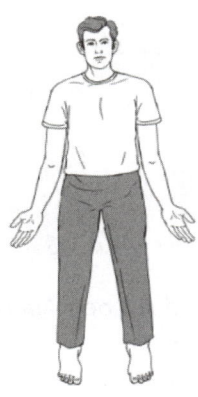

Die Füße heben

Übung „Die Füße heben"

▸ *Grundposition: hüftbreiter Stand.*

▸ *Stellen Sie sich auf die Zehenspitzen und drücken Sie sich nach oben ab. Die Arme hängen locker am Körper, die Handinnenflächen zeigen nach hinten.*

▸ *Während der Aufwärtsbewegung des Körpers drehen sich die Handinnenflächen nach vorne (siehe Abbildung).*

▸ *Federn Sie langsam wieder in die Ausgangposition zurück.*

▸ *Führen Sie diese Übung viermal aus.*

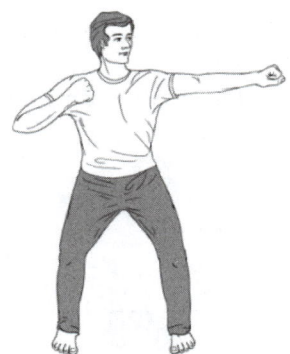

Boxen und mit den Augen funkeln

Übung „Boxen und mit den Augen funkeln"

▸ *Grundposition: Reitersitz.*

▸ *Schließen Sie die Hände zu Fäusten, jedoch ohne große Spannung.*

▸ *Halten Sie die Fäuste mit angewinkelten Ellenbogen vor die Brust, wobei die Fingerknöchel nach innen zeigen.*

▸ *Stoßen Sie mit der rechten Faust langsam nach vorne. Drehen Sie Ihre Faust dabei leicht, sodass die Fingerknöchel nach Ausführung des Stoßes nach oben zeigen.*

▸ *Stoßen Sie nun in gleicher Weise mit der linken Faust nach vorne, wobei die rechte Faust gleichzeitig wieder vor die Brust zurückkehrt.*

▸ *Wiederholen Sie die Stöße, drehen Sie diesmal aber den Oberkörper leicht, sodass Sie zur Seite schlagen: mit der rechten Faust nach rechts, mit der linken Faust nach links – allerdings ohne die Faust zu drehen (siehe Abbildungen).*

▸ *Führen Sie diese Übung zweimal pro Körperseite aus.*

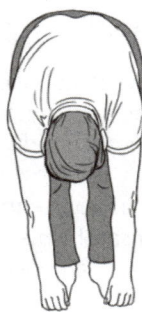

Die Füße fassen

Übung „Die Füße fassen"

▸ *Grundposition: hüftbreiter Stand.*

▸ *Beugen Sie sich langsam nach vorne, indem Sie ganz bewusst die ganze Wirbelsäule „abrollen".*

▸ *Greifen Sie mit den Händen an oder unter Ihre Füße (siehe Abbildung).*

▸ *Der Kopf und die Arme hängen nach unten. Schwingen Sie die Arme lässig hin und her.*

▸ *Senken Sie das Becken etwas, indem Sie die Knie leicht beugen, und richten Sie sich langsam wieder auf, wobei das ganze Gewicht von den Füßen getragen wird, bis Sie wieder in der Ausgangsposition stehen.*

▸ *Führen Sie diese Übung zweimal aus.*

Auf den Punkt gebracht

Die Bewegungs- und Meditationskunst des Qi Gong (in seiner „bewegten" und seiner „stillen" Variante) findet durch die Etablierung der Traditionellen Chinesischen Medizin (TCM) auch in der westlichen Welt mehr und mehr Anhänger. Die häufig sehr bildhaften Übungen können Konzentrationsprobleme und Schlafstörungen lindern sowie wohltuend auf den Muskelapparat wirken.

Feldenkrais

Hintergrund

Als der gebürtige Ukrainer Moshé Feldenkrais (1904–1984) in den 1950er-Jahren seine ganzheitliche Lernmethode entwickelte, hatte er bereits ein bewegtes Leben hinter sich. 1918 nach Palästina ausgewandert, promovierte er in Paris zum Doktor der Physik und arbeitete während des Zweiten Weltkriegs in Großbritannien für die königliche Marine. Später kehrte Feldenkrais nach Palästina zurück, wo er sich ganz der Weiterentwicklung seiner Methode widmete und ein eigenes Institut gründete, in dem er selbst Feldenkrais-Lehrer ausbildete.

Der erfolgreiche Judoka beschäftigte sich intensiv mit der Neuropsychologie und -physiologie des Menschen. Feldenkrais schuf auf dem Hintergrund seiner Kampfkunsterfahrung ein pädagogisches Konzept, das nicht nur durch meditative Aspekte das Selbstbild des einzelnen Menschen positiv verändern sollte, sondern auch durch die „Bewusstheit durch Bewegung": Er ging davon aus, dass Individuen, indem sie sich ihrer (körperlichen) Verhaltensmuster bewusst werden, diese überprüfen können und so der erste Schritt zu einer Änderung getan wäre – um dadurch gegebenenfalls neue und effizientere Wege zu beschreiten, die diese alten Angewohnheiten ersetzten.

Die Feldenkrais-Technik wird darüber hinaus heutzutage nicht nur als Entspannungsübung, sondern auch in der medizinischen Rehabilitation und der Sportmedizin eingesetzt.

Für wen ist Feldenkrais nicht geeignet?

Vorsichtig sein und vorab Rücksprache mit ihrem Arzt halten sollten Menschen mit psychischen Krankheiten und akuten Muskelerkrankungen.

Vorbereitung

Prinzipiell kann die Feldenkrais-Methode ohne weitere Hilfsmittel ausgeübt werden. Bequeme, nicht zu dünne Kleidung ist allerdings ebenso ratsam wie eine Yoga-Matte, da viele Übungen im Liegen durchgeführt werden.

Übungen

Einen besonderen Stellenwert bei Feldenkrais nimmt die bewusste Wahrnehmung der trainierten Körperstellen ein. Deshalb gilt es besonders, den oft ungewohnten Bewegungsabläufen und Empfindungen intensiv nachzuspüren.

Die vorgestellten Übungen sollten möglichst in Kombination trainiert werden, können aber auch einzeln neue Erkenntnisse über die eigene Körperwahrnehmung vermitteln.

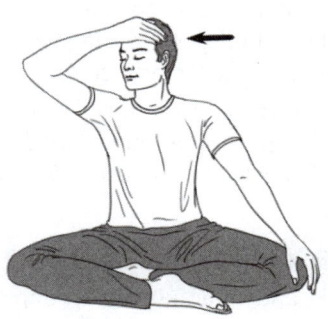

Übung für den Nacken

Übung „Nacken"

▸ *Setzen Sie sich mit geradem Rücken im Schneidersitz auf den Boden.*

▸ *Legen Sie die gewölbte rechte Hand quer auf die Stirn. Ziehen Sie den Kopf mit der Hand sanft nach rechts (siehe Abbildung), dann nach links.*

▸ *Wechseln Sie die Hand und ziehen Sie den Kopf erst nach links, dann nach rechts.*

▸ *Führen Sie diese Übung zehnmal aus.*

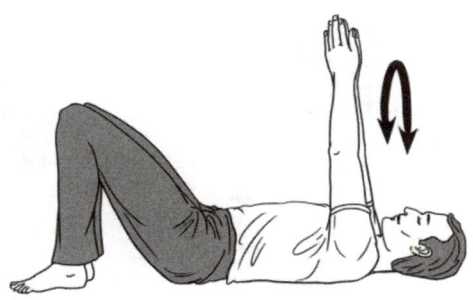

Übung für die Schultern

Übung „Schultern"

▸ *Legen Sie sich auf den Rücken und winkeln Sie die Beine an.*

▸ *Pressen Sie die Handflächen vor der Brust zusammen, wobei die Fingerspitzen nach oben zeigen.*

▸ *Strecken Sie die weiterhin aneinandergelegten Arme nach oben aus.*

▸ *Halten Sie diese Position ein wenig und schwenken Sie die Arme dann nach rechts, so weit es Ihnen möglich ist (siehe Abbildung).*

▸ *Kehren Sie danach in die Ausgangsstellung zurück.*

▸ *Führen Sie diese Übung fünfmal aus.*

▸ *Wiederholen Sie die Übung auf der linken Seite.*

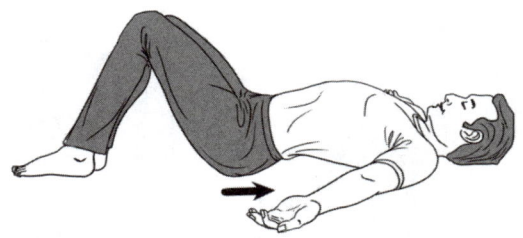

Übung für das Becken

Übung „Becken"

▸ *Legen Sie sich auf den Rücken und winkeln Sie die Beine an.*

▸ *Legen Sie die Arme seitlich ausgestreckt ab, die Handinnenflächen zeigen nach oben.*

▸ *Drücken Sie mit dem Gesäß in Richtung Kopf, sodass Sie leicht ins Hohlkreuz kommen und die Schultern belasten. Das Kinn bewegt sich nach unten (siehe Abbildung).*

▸ *Drücken Sie mit dem Gesäß nun in Richtung Füße, das Hohlkreuz verschwindet und die Schultern entspannen sich.*

▸ *Führen Sie diese Übung zehnmal aus.*

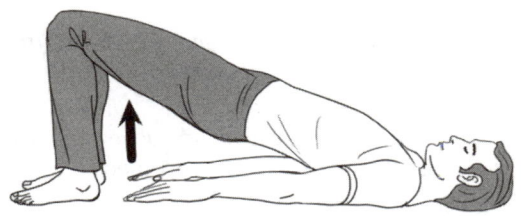

Übung für den Rücken

Übung „Rücken"

▸ Legen Sie sich auf den Rücken und winkeln Sie die Beine an.

▸ Legen Sie die Arme seitlich parallel zum Rumpf ab, die Handinnenflächen zeigen nach unten.

▸ Drücken Sie mit dem Gesäß nach oben, bis der Rücken eine Diagonale zeigt (siehe Abbildung).

▸ Halten Sie diese Position ein wenig und senken Sie dann das Becken wieder ab.

▸ Führen Sie diese Übung zehnmal aus.

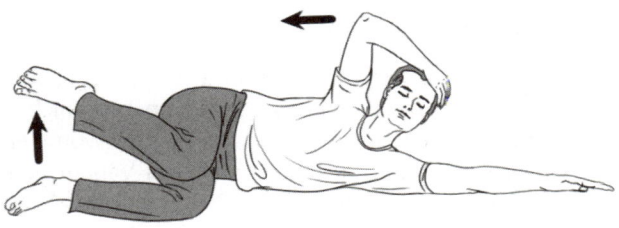

Übung für die Taille

Übung „Taille"

▸ *Legen Sie sich auf die linke Seite. Der linke Arm ist zur Seite ausgestreckt und bildet eine Linie mit dem Rücken. Die Knie sind angewinkelt.*

▸ *Greifen Sie mit dem rechten Arm über Ihren Kopf und ziehen diesen dann nach oben (siehe Abbildung).*

▸ *Halten Sie diese Position ein wenig und senken Sie dann den Kopf wieder ab.*

▸ *Führen Sie diese Übung zehnmal aus.*

▸ *Lassen Sie den Kopf auf dem linken Arm liegen.*

▸ *Heben Sie nun das rechte Bein vom Knie bis zum Fuß nach oben, die Oberschenkel bleiben geschlossen.*

▸ *Halten Sie diese Position ein wenig und senken Sie dann das Bein wieder ab.*

▸ *Führen Sie diese Übung zehnmal aus.*

▸ *Kombinieren Sie nun die Kopf- und die Beinbewegung (siehe Abbildung).*

▸ *Führen Sie diese Übung zehnmal aus.*

▸ *Wiederholen Sie die Übung auf der rechten Seite.*

Auf den Punkt gebracht

Bei der Feldenkrais-Methode wird davon ausgegangen, dass man durch die Bewusstwerdung von körperlichen und geistigen Verhaltensmustern seine Angewohnheiten überprüfen kann, um so im weiteren Verlauf eine positive Änderung herbeizuführen. Sie wird nicht nur als Entspannungstechnik, sondern auch in der medizinischen Rehabilitation und der Sportmedizin eingesetzt.

Massagen

Hintergrund

Die Ursprünge der heilsamen Anwendung von Berührungen, wie sie in etwa unseren heutigen Massagetechniken zugrunde liegen, reichen einige Tausend Jahre zurück. So finden sich sowohl in den traditionellen Heilkünsten Vorderasiens und Chinas als auch im indischen Ayurveda Spuren dieser Behandlungskunst.

Nach Europa gelangte die Massage in erster Linie durch den Begründer der abendländischen und wissenschaftlich fundierten Medizin, den Griechen Hippokrates (ca. 460–375 v. Chr.). In dessen Heimat und im Römischen Reich etablierte sich diese therapeutische Technik dann in den folgenden Jahrhunderten – unter anderem auch durch die schriftlichen Anleitungen von Galen (ca. 129–199 n. Chr.).

Auf die Blüte in der Antike folgte später allerdings eine lange Phase, in der die Massagekunst zusehends in Vergessenheit geriet – was nicht zuletzt auch der Körperfeindlichkeit des sich nun rasch ausbreitenden Christentums geschuldet war. Erst mit dem Beginn der Neuzeit entwickelte sich aus dem Baderwesen heraus eine Rückbesinnung auf diese alte Therapieform. Wie schon in der Antike in den Thermen wurde die Massage nun in den Badestuben weiterentwickelt, wobei die Bader als die „Ärzte der kleinen Leute" auch die medizinischen Aspekte neu belebten.

Als Urvater der Massage in der heutigen Form gilt der Wundarzt Ambroise Paré (1510–1590), der sie in erster Linie als „Reha-Maßnahme" nach operativen Eingriffen etablierte. Der Einfluss des Franzosen ist noch heute durch Fachbegriffe wie „Effleurage" (Streichen), „Pétrissage" (Kneten) oder „Tapotement" (Klopfen) erkennbar.

Durch die Rückbesinnung auf antike Formen der Massage bzw. deren Weiterentwicklung in der Neuzeit verfestigte sich in Europa der Begriff der „klassischen Massage" – als Reminiszenz an den wegweisenden Stockholmer Gymnastiklehrer Pehr Henrik Ling (1776–1839) auch „schwedische Massage" genannt.

Neben dieser klassischen Form existieren noch diverse andere Massagetechniken, von denen viele in exotischen Ländern beheimatet sind: Zu den bekanntesten zählen die Thai-Massage, die traditionelle hawaiianische Massage (Lomi Lomi Nui) oder etwa das japanische Shiatsu. Eingang auch in die westliche Heilslehre haben unter anderem die Fußreflexzonen-Massage oder die Akupressur gefunden.

Heute werden medizinische Massagen in erster Linie durch ausgebildete Masseure bzw. Physiotherapeuten durchgeführt. Doch auch für den „Hausgebrauch" bieten sich viele Techniken an, um Muskelverspannungen zu lösen, Stress abzubauen oder – so gewünscht – auch belebend zu wirken. Im Folgenden werden einige davon vorgestellt, die sich an der klassischen Massage orientieren und relativ leicht zu erlernen sind.

Für wen sind Massagen nicht geeignet?

Vorsichtig sein und vorab Rücksprache mit ihrem Arzt halten sollten Menschen mit akuten Muskel- oder Skeletterkrankungen und Personen mit neurologischen Problemen.

Vorbereitung

Wie bei allen Entspannungstechniken sollte auch die Massage – egal, ob als Selbst- oder Partnermassage – in einer ruhigen und abgeschirmten Umgebung stattfinden. Eine Massagebank wäre für die Partnermassage wünschenswert, um ein rückenschonendes Arbeiten für den Massierenden zu gewährleisten.

Öl

Kein absolutes Muss, doch eigentlich kaum verzichtbar ist ein gutes Massageöl: Es sollte in jedem Fall naturrein sowie am besten auch kaltgepresst sein und ist in Reformhäusern oder Drogeriemärkten erhältlich. In der Regel werden hierfür unter anderem hochwertige Arnika-, Birken- oder auch Lavendelöle verwendet.

Eine Möglichkeit, sich sein ganz individuelles Massageöl selbst zu kreieren, besteht in der Mischung eines geruchsneutralen Pflanzenöls als Trägersubstanz (zum Beispiel Jojoba- oder Aloe-Vera-Öl) mit einem oder mehreren ätherischen Ölen. Eine kleine Auswahl hiervon zeigt die folgende Tabelle.

Ätherisches Öl	Wichtigste Wirkungen	Vorsicht!
Bergamotte	Entzündungshemmend, krampflösend	Erhöht Lichtempfindlichkeit
Blutorange	Durchblutungsfördernd, desinfizierend	Erhöht Lichtempfindlichkeit
Citronella	Schweißhemmend, desinfizierend	Erhöht Lichtempfindlichkeit

Ätherisches Öl	Wichtigste Wirkungen	Vorsicht!
Eukalyptus	Stimulierend, schmerzlindernd	Gering dosieren, nicht bei Bluthochdruck oder Epilepsie
Geranium	Desinfizierend, schmerzlindernd	Erhöhte Allergiegefahr
Grapefruit	Kühlend, durchblutungsfördernd	Erhöht Lichtempfindlichkeit
Ingwer	Wärmend, durchblutungsfördernd	Gering dosieren
Jasmin	Antidepressiv, entzündungshemmend (Haut)	Nicht in der Schwangerschaft
Kamille	Entzündungshemmend, schmerzlindernd	–
Lavendel	Beruhigend, schmerzlindernd	–
Limette	Desinfizierend, belebend	Erhöht Lichtempfindlichkeit, Hautreizung möglich
Melisse	Krampflösend, antiviral	Nicht in der Schwangerschaft, Hautreizung möglich
Neroli	Beruhigend, antidepressiv	Gering dosieren, erhöht Lichtempfindlichkeit

Ätherisches Öl	Wichtigste Wirkungen	Vorsicht!
Pfefferminze	Krampflösend, schmerzstillend	Nicht in der Schwangerschaft, Hautreizung möglich
Rose	Beruhigend, antidepressiv	–
Rosmarin	Belebend, schmerzlindernd	Nicht in der Schwangerschaft, nicht bei Bluthochdruck oder Epilepsie
Vanille	Desinfizierend, verdauungsfördernd	–
Wacholder	Krampflösend, schweißtreibend	Nicht in der Schwangerschaft oder bei Nierenproblemen
Ylang-Ylang	Beruhigend, blutdrucksenkend	Gering dosieren
Zeder	Desinfizierend, entzündungshemmend	Nicht bei Schwangerschaft und Epilepsie

Das Verhältnis von ätherischem Öl zum Basisöl sollte dabe in der Regel 1:100 betragen, das heißt: Ein Tropfen ätherisches Öl auf fünf Milliliter Trägeröl. Es empfiehlt sich, seiner eigenen Kreation noch einige Zeit (ca. zehn Tage) „Reife" zu gönnen, damit sich die beiden Substanzen optimal verbinden können.

! **Vorsicht**

Bei manchen Menschen können ätherische Öle allergi-
sche Reaktionen auslösen. Zur Sicherheit können Sie
einen *verdünnten* Tropfen auf den Unterarm geben
und einen halben Tag lang auf mögliche Hautirritatio-
nen hin kontrollieren.

Schwangere sollten vor der Anwendung von ätherischen Ölen mit ihrem Arzt sprechen. Bei Babys und
Kleinkindern ist von Massagen mit diesen Substanzen
generell abzusehen.

Es ist ratsam, das Massageöl vor der Benutzung in einem
Wasserbad zu erwärmen. Zumindest aber sollte es vor dem
Auftragen auf die Haut in den Händen etwas angewärmt
werden.

Massagetechniken

Als Grundgerüst für eine effektive Massage dienen in erster
Linie fünf Grifftechniken, die in einer Massagesitzung mit-
einander kombiniert werden können.

Massagetechniken

▸ *Streichen*

▸ *Kneten*

▸ *Reiben*

▸ *Klopfen*

▸ *Schwingen*

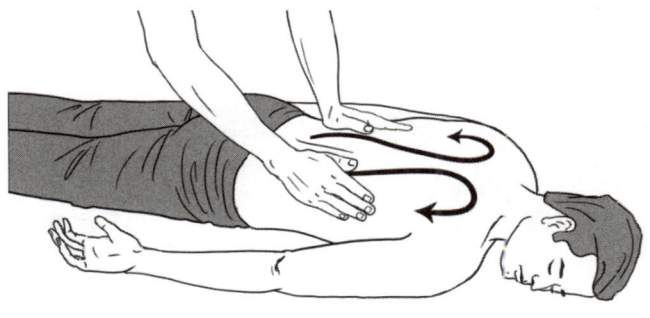

Streichen

Streichen

Zur ersten „Kontaktaufnahme" und zum Auftragen des Öls bieten sich streichende Bewegungen an. Dabei führen Sie Ihre beiden Handflächen – zum Beispiel bei einer Rückenmassage – unter leichtem Druck nach oben und streichen diese Bewegung an den Schultern sanft nach außen aus (siehe Abbildung). Ihre Hände kehren anschließend in einer fließenden Bewegung, aber nun ohne Druck, zum Ausgangspunkt zurück.

Wenden Sie in der Folge – oder aber auch als Abschluss anderer Massagetechniken – etwas mehr Druck an, so erzielen Sie eine Tiefenwirkung, die im Gegensatz zum leichten Streichen nicht nur eine bessere Durchblutung und eine Steigerung der Lymphzirkulation, sondern auch eine Reduzierung der Muskelspannung und eine tiefere Atmung ermöglicht.

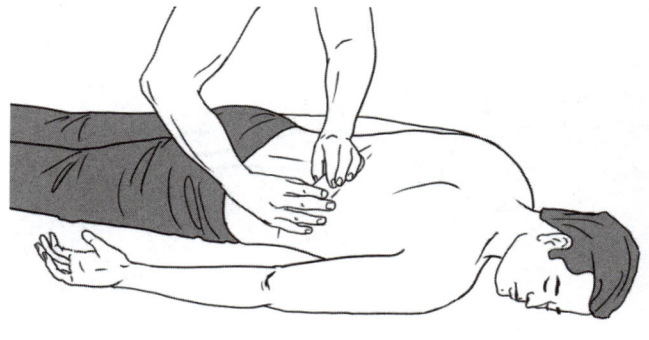

Kneten

Kneten

Eine etwas „handfestere" Methode, die Durchblutung des Muskelgewebes anzuregen und Verspannungen zu lösen, bietet diese „Anleihe" aus dem Bäckerhandwerk: Wie bei einem zähen Brotteig fassen Sie dabei eine Muskelpartie zunächst mit den Fingerspitzen, um sie dann kräftig zu walken, zu drücken und zu rollen (siehe Abbildung). Hierbei ist auf einen möglichst gleichmäßigen Rhythmus zu achten.

Sollte sich der Muskel sehr verspannt anfühlen, beginnen Sie mit eher flachen Handbewegungen, bis er sich gelockert hat.

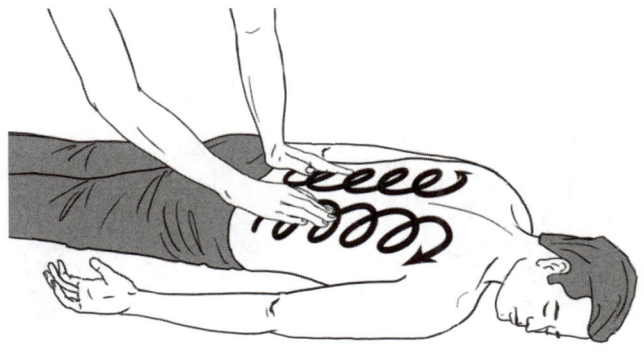

Reiben

Reiben

Bei dieser Grifftechnik führen kreis- oder spiralförmige Bewegungen, die mit den Fingerspitzen (siehe Abbildung) oder den Handballen ausgeführt werden und sich immer weiter über die entsprechende Muskelpartie ausdehnen, zu einer deutlichen Lösung von Verspannungen oder Verhärtungen. Durch den sensiblen, aber doch sehr intensiven Kontakt ist es auch möglich, diese überhaupt erst genau zu lokalisieren.

Dabei sollte allerdings bedacht werden, dass ein zu hoher Kraftaufwand bei dieser Methode selbst zu Muskelschmerzen oder -verletzungen führen kann.

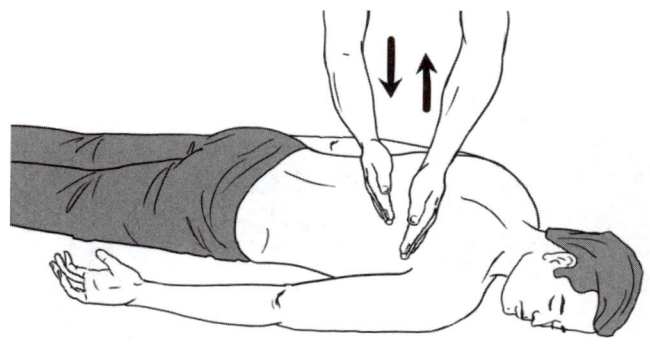

Klopfen

Klopfen

Um die Durchblutung anzuregen und die Muskelspannung zu reduzieren, werden mit den Fingerspitzen, den Handkanten (siehe Abbildung) oder auch der flachen Hand gezielte, leicht trommelnde Schläge auf die entsprechende Muskelpartie abgegeben. Vorsicht ist hierbei aber geboten an Körperstellen, unter denen Organe wie Nieren oder Leber liegen, sowie an „knochigen" Partien wie dem Schlüsselbein oder der Wirbelsäule.

Die Klopfmassage – mit der hohlen Hand auf dem Rücken in Höhe der Lungen ausgeführt – bietet auch die Möglichkeit, die Atmungsorgane bei der Schleimlösung zu unterstützen, etwa bei grippalen Infekten. Hierzu ist aber Erfahrung und fundiertes anatomisches Wissen erforderlich, der Laie sollte sich eher nicht daran versuchen.

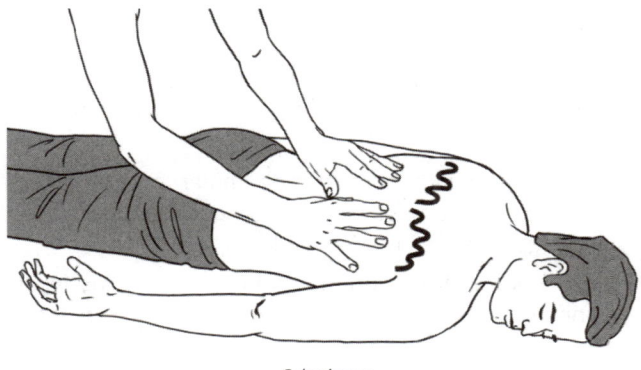

Schwingen

Schwingen

Als Abschluss oder aber als eigenständige Massageeinheit können mithilfe der Fingerspitzen oder der flachen Hand leichte Vibrationen auf der Haut erzeugt werden. Dazu „ruckeln" Sie in sanften Vorwärts- und Rückwärtsbewegungen über die gewählte Körperstelle (siehe Abbildung), wobei die Hände von innen nach außen geführt werden. Die so entstehenden Schwingungen führen zu einem „Muskelzittern", das tieferes Gewebe und sogar die Organe erreichen kann. Dies bewirkt eine Lockerung der zuvor strapazierten Muskeln und hilft, Verkrampfungen zu lösen.

Vorsicht

Es ist wichtig, dass mit diesen Grifftechniken tatsächlich nur der jeweilige Muskel massiert wird und nicht etwa die darunter liegenden Knochen. Auch sollte bei entzündlichen Prozessen auf oder unter der Haut auf eine Massage an diesen Stellen verzichtet werden.

Übungen

Generell gilt: Massagebewegungen von oben nach unten wirken eher beruhigend, von unten nach oben eher belebend.

Reiben Sie vor Beginn der Massage immer Ihre Hände aneinander, um diese aufzuwärmen – unabhängig davon, ob Sie Massageöl benutzen oder nicht.

Je nach Grad der Verspannung und Größe der Muskelpartie können Sie Tempo und Druck der Grifftechniken variieren.

Führen Sie jede der folgenden Übungen dreimal aus, bevor Sie zur nächsten wechseln.

Selbstmassage

Auch wenn viele Menschen beim Begriff „Massage" in erster Linie an die Partnermassage denken, bietet auch und gerade die Selbstmassage viele Möglichkeiten, durch gezielten Einsatz Spannungen zu lösen und Schmerzen zu lindern.

Übungen für die Kopfhaut und das Gesicht

▸ *Bewegen Sie die Fingerkuppen wie beim Haarewaschen in leicht kreisenden Bewegungen über Ihre Kopfhaut (hier natürlich ohne Öl). Beginnen Sie am Haaransatz und führen Sie die Hände über die Seiten bis zum Nacken.*

▸ *Streichen Sie zunächst mit den flachen Händen über das Gesicht. Beginnen Sie in der Mitte der Stirn und führen Sie die Hände zu den Schläfen, dann über die Wangenknochen in einem Halbkreis zum Kinn.*

▸ Kreisen Sie mit den Kuppen der Zeige-, Mittel- und Ringfinger langsam von den Schläfen hinunter zum Kinn. Variieren Sie dabei den Druck und die Größe der Kreise je
nach Verspannung der Muskelpartien. Alternative: Benutzen Sie statt der Fingerkuppen die Handballen (dann
allerdings nur im Schläfenbereich).

Übungen für den Nacken und die Schultern

▸ Umfassen Sie mit angewinkelten Armen Ihre Schultern,
die Daumen bleiben dabei vorne am Hals liegen (ohne
Druck). Die übrigen Finger streichen nun (unter leichtem
Druck) von den Schultern langsam nach oben zum Haaransatz, wobei sich die Hände dort begegnen. Alternative:
Sie können diese Übung auch mit kreisenden Bewegungen ausführen.

▸ Legen Sie den Kopf in den Nacken und greifen Sie mit
den Händen kräftig nach hinten in die Nackenmuskulatur
seitlich der Wirbelsäule. Bewegen Sie den Kopf nun langsam nach vorne, sodass sich Ihr Kinn Richtung Brust bewegt. Halten Sie diese Dehnung für drei Sekunden, ehe
Sie den Kopf wieder aufrichten und den Griff der Hände
lösen.

Übungen für die Arme und die Hände

▸ Greifen Sie die Oberarmmuskulatur des anderen Armes
zwischen Daumen und den anderen Fingern und kneten
Sie dabei langsam Richtung Handgelenk. Alternative: Sie
können auch mit dem Handballen kreisen.

▸ Strecken Sie eine Hand leicht aus und greifen Sie mit der
anderen Hand von unten zwischen Daumen und Zeigefinger der ersten, sodass die Handinnenflächen gekreuzt

aufeinander liegen. Streichen Sie nun mit dem oben liegenden Daumen unter leichtem Druck (von den Handknöcheln bis zum Handgelenk) mehrmals über den Handrücken.

Übung für den unteren Rücken

▸ Greifen Sie mit den Händen nach hinten über das Becken.

▸ Reiben Sie mit den Handflächen nach oben und unten, um das Gewebe zu durchbluten, wobei die Fingerspitzen nach unten zeigen.

▸ Umfassen Sie dann den unteren Rücken wieder mit beiden Händen und streichen Sie unter sanftem Druck mit den Daumen eine Zeitlang von oben nach unten.

Übungen für die Oberschenkel und die Waden

▸ Legen Sie sich auf den Boden und winkeln Sie ein Bein an, während das andere ausgestreckt liegenbleibt. Greifen Sie nun mit beiden Händen an den Oberschenkel des angewinkelten Beines und streichen Sie mit flachen Händen kräftig von der Kniekehle bis zum Po. Wiederholen Sie diese Übung auf der anderen Seite.

▸ Setzen Sie sich auf den Boden und stellen Sie ein Bein angewinkelt auf. Mit dem anderen Bein stabilisieren Sie am Boden Ihre Position. Legen Sie nun eine Hand um das Fußgelenk des angewinkelten Beines und kneten Sie nach oben zur Kniekehle. Wiederholen Sie diese Übung auf der anderen Seite.

Partnermassage

Alle Übungen zur Selbstmassage lassen sich natürlich auch am Partner ausführen. Besonders geeignet für die Partner-massage ist natürlich die Rückenmassage.

Übungen für den Rücken

▸ *Ihr Partner liegt mit angelegten Armen auf dem Bauch. Beginnen Sie, mit beiden Händen vom unteren Rücken des Partners links und rechts entlang der Wirbelsäule nach oben zu streichen. Kehren Sie über die Schultern und die äußeren Rückenpartien streichend wieder zur Ausgangsposition zurück.*

▸ *Führen Sie diese Übung fünfmal aus.*

▸ *Greifen Sie nun am unteren Rücken in die Flanken des Partners, wobei die Daumen nach innen zur Wirbelsäule zeigen. Zeichnen Sie kleine Kreise mit den Daumen und führen Sie diese spiralförmig nach oben bis zum Nacken. Kehren Sie über die Schultern und die äußeren Rücken-partien streichend wieder zur Ausgangposition zurück.*

▸ *Führen Sie diese Übung dreimal aus.*

▸ *Kneten Sie nun mit beiden Händen nacheinander die Muskelpartien seitlich der Wirbelsäule von unten nach oben, also vom unteren Rücken bis zum Nacken. Kehren Sie über die Schultern und die äußeren Rückenpartien streichend wieder zur Ausgangsposition zurück.*

▸ *Führen Sie diese Übung dreimal aus.*

Auf den Punkt gebracht

Massagen bilden seit sehr langer Zeit einen wichtigen Bestandteil in der Medizin fast aller Kulturen. Vom therapeutischen Nutzen abgesehen, eigenen sie sich ideal als Entspannungstechnik, da neben den rein mechanischen Reizen, die bei einer Massage auf die Muskeln einwirken, auch sinnliche Faktoren eine große Rolle spielen.

Akupressur

Hintergrund

Wie das Qi Gong (siehe Seite 49) entstammt auch das Konzept der Akupressur der Traditionellen Chinesischen Medizin (TCM). Es stützt sich auf die Lehre von der Beeinflussbarkeit der Gesundheit durch die Stimulation einzelner Punkte auf sogenannten Meridianen.

Anders als etwa bei der Akupunktur, bei der diese Punkte mit Nadeln gereizt werden, erfolgt die Stimulation bei der Akupressur dadurch, dass die entsprechenden Körperstellen mit den Fingerspitzen gedrückt oder massiert werden.

Meridiane

Eine wichtige Säule der Traditionellen Chinesischen Medizin ist die Vorstellung, der menschliche Körper sei von einem Netz von Meridianen – also einem verborgenen Liniensystem – durchzogen, durch das die Lebensenergie

(„Qi") zirkuliert und das die Arbeit der einzelnen Organe steuert. Ist der freie Fluss dieser Lebensenergie gestört, so entstehen Krankheiten.

Durch die Akupressur von bestimmten Punkten entlang der Meridiane soll die Energie daher wieder zum Fließen gebracht und die Gesundheit wiederhergestellt werden.

Grundsätzlich wird von zwölf Hauptmeridianen und mehr als 400 verschiedenen Akupressurpunkten ausgegangen.

Akupressurpunkte

In diesem Kapitel wird eine Auswahl körperlicher Beschwerden aufgelistet, die sich durch die Methode der Akupressur lindern lassen. Des Weiteren wird beschrieben, wo genau man die entsprechenden Druckpunkte zu setzen hat.

Als Faustregel lässt sich dabei festhalten, dass der jeweilige Punkt gut getroffen wurde, sobald an der entsprechenden Körperstelle beim Drücken ein leichter (!) Schmerz empfunden wird.

Im Rahmen dieses kleinen Ratgebers ist es leider nur möglich, eine sehr knappe Übersicht über die wichtigsten Akupressurpunkte zu geben. Es sind daher aus Platzgründen nur jeweils (höchstens) drei wichtige Druckpunkte pro körperlichem Leiden erwähnt – was nicht bedeutet, dass im einen oder anderen Fall nicht noch weitere existierten. Auch wurden bewusst nur somatische (also körperliche) Beschwerden und keine psychischen Leiden aufgeführt.

Die allermeisten Punkte lassen sich alleine aufspüren. Dennoch kann manchmal auch die Hilfe eines Partners vonnöten sein, da sich einige der behandelten Regionen auf der Körperrückseite befinden.

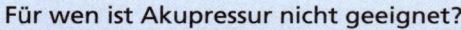

Für wen ist Akupressur nicht geeignet?

Vorsichtig sein und vorab Rücksprache mit ihrem Arzt halten sollten Menschen mit psychischen Krankheiten oder akuten Muskelerkrankungen.

Die Selbstbehandlung mit Akupressur sollte auch stets als rein unterstützende Maßnahme betrachtet werden und ist bei ernsthaften Erkrankungen daher keinesfalls eine Alternative zum Arztbesuch.

Vorbereitung

In der Regel wird es für den Anfänger am leichtesten sein, die jeweiligen Übungen – so von der „Reichweite" der Arme und Hände möglich – zunächst liegend im Bett auszuführen. Zuvor sollten Sie einige Minuten zur Ruhe kommen und bewusst Ihrem Atem nachspüren, indem Sie die Hände auf den Bauch legen und sich ganz auf das regelmäßige Heben und Senken der Bauchdecke konzentrieren. Auch eine Ruhetönung (siehe Seite 17) bietet sich zur Einstimmung an.

Mit der Zeit und einiger Routine werden Sie die Akupressur dann auch in weniger abgeschirmten Situationen (zum Beispiel im Büro) erfolgreich einsetzen können.

Übungen

Akute Beschwerden (zum Beispiel Halsschmerzen) behandeln Sie natürlich direkt beim Auftreten der Symptome.

Langwierigere Probleme sollten hingegen dreimal täglich (morgens, mittags, abends) angegangen werden.

Soweit nicht anders erwähnt, gelten die Übungen immer für beide Körperseiten getrennt. Je nach Empfindlichkeit des Akupressurpunktes variieren auch die Druckstärke und die Dauer des ausgeübten Druckes. Generell gilt hierbei:

Je leichter der Druck, desto länger die Druckphase (maximal jedoch 30 Sekunden), je stärker der Druck, desto kürzer die Druckphase (mindestens jedoch zehn Sekunden).

Appetitlosigkeit

▸ *Massieren Sie mit dem Zeigefinger jeweils ungefähr in der Mitte des untersten Rippenbogens des Brustkorbes.*

▸ *Drücken Sie mit dem Daumen in die Kuhle unterhalb der Kniescheibe.*

▸ *Drücken Sie mit dem Zeigefinger in die Kuhle des Fußgelenks am Übergang des Fußrückens zum Schienbein.*

Asthma

▸ *Drücken Sie mit Zeige- und Mittelfinger die empfindlichste Stelle am Brustbein.*

▸ *Drücken Sie mit dem Zeigefinger fünfmal in die Kuhle am oberen Rand des Schlüsselbeines.*

▸ *Drücken Sie mit dem Zeigefinger der einen Hand auf das obere Ende der „Lebenslinie" zwischen Daumen und Zeigefinger der anderen Hand.*

Augenschmerzen/Augendruck

▸ *Kreisen Sie mit Zeige- und Mittelfinger ungefähr in der Mitte der Augenbrauen leicht auf den Knochenwulst.*

▸ *Klopfen Sie bei geschlossenen Augen ganz behutsam mit Zeige- und Mittelfinger von innen nach außen auf die Augenlider.*

Bandscheibenprobleme

▸ *Drücken Sie mit Zeige- und Mittelfinger etwas unterhalb des Brustbeines.*

▸ *Drücken Sie mit Zeige- und Mittelfinger immer wieder in einer Kreisbewegung um den Nabel.*

▸ *Drücken Sie mit Zeige- und Mittelfinger in der Leistengegend tief am Ansatzpunkt der Oberschenkel.*

Blutdruck (hoch)

▸ *Ziehen Sie mit Daumen, Zeige- und Mittelfinger der einen Hand fünfmal am Mittelfinger der anderen Hand.*

▸ *Drücken Sie mit dem Zeigfinger der einen Hand am äußeren Handgelenk (gegenüber dem „Puls") der anderen Hand.*

▸ *Drücken Sie mit Zeige- und Mittelfinger etwas unterhalb des Nabels.*

Blutdruck (niedrig)

▸ *Massieren Sie mit Zeige- und Mittelfinger die Mitte Ihres Nackens am Anfang der Schädelbasis.*

▸ *Drücken Sie mit dem Daumen bei angelegtem Arm über die Falte, die Arm und Rumpf über der Achselhöhle bilden.*

▸ Drücken Sie mit dem Daumennagel der einen Hand auf die innere Nagelseite des kleinen Fingers der anderen Hand.

Durchfall

▸ Drücken Sie mit dem Zeigefinger das innere Handgelenk (etwas oberhalb des „Pulses").

Gesichtsschmerzen

▸ Klopfen Sie mit Zeige- und Mittelfinger auf die Übergangsstelle zwischen Augenbrauen und Nasenbein.

▸ Drücken Sie mit dem Zeigefinger mehrfach in die mittige Vertiefung im äußeren Ohrknorpel.

▸ Drücken Sie mit dem Zeigefinger mehrfach in die „Geheimratsecken" am oberen Haaransatz.

Halsschmerzen

▸ Drücken Sie mit dem Zeigefinger in die Kuhle des Kiefergelenks (unterhalb des Ohrläppchens).

▸ Drücken Sie mit dem Zeigefinger auf die Innenseite des Ellenbogengelenks.

▸ Drücken Sie von außen mit Zeige- und Mittelfinger auf die Fußknöchel.

Heuschnupfen/Allergie

▸ Drücken Sie gleichzeitig mit Daumen und Zeigefinger in die Nasenflügel.

▸ Drücken Sie mit Zeige-, Mittel- und Ringfinger in die Gaumenspalte.

▸ Kreisen Sie mit den Daumen gleichzeitig auf beiden Seiten in der Schläfengegend.

Hexenschuss

▸ Drücken Sie mit dem Zeigefinger in die Kuhle des Kiefergelenks (unterhalb des Ohrläppchens).

▸ Drücken Sie mit dem Daumen etwas oberhalb des Kreuzbeins.

▸ Drücken Sie mit dem Daumen etwas oberhalb des zweiten Lendenwirbels.

Husten

▸ Drücken Sie mit den Daumen bei gekreuzten Armen gleichzeitig etwas unterhalb der Schlüsselbeine.

▸ Drücken Sie mit dem Zeigefinger das innere Handgelenk (etwas oberhalb des „Pulses").

▸ Drücken Sie mit dem Zeigefinger auf die Innenseite des Ellenbogengelenks.

Kopfschmerzen

▸ Drücken Sie gleichzeitig mit Daumen und Zeigefinger in den Nasenrücken.

▸ Drücken Sie mit dem Zeigefinger der einen Hand am inneren Handgelenk (am „Puls") der anderen Hand.

▸ Drücken Sie mit dem Zeigefinger in die Vertiefung hinter den Ohren zwischen Kiefer- und Schädelknochen.

Menstruationsbeschwerden

▸ Drücken Sie mit Zeige- und Mittelfinger etwas unterhalb des Nabels.

▸ Drücken Sie mit Zeige- und Mittelfinger in die Mitte der Leistengegend.

▸ Drücken Sie mit dem Zeigefinger auf das innere Kniegelenk zwischen Oberschenkel und Wadenbein.

Migräne

▸ Drücken Sie mit den Zeigefingern gleichzeitig behutsam an den inneren Augenwinkeln.

▸ Drücken Sie mit den Zeigefingern gleichzeitig behutsam an den äußeren Augenwinkeln.

▸ Kreisen Sie mit Zeige- und Mittelfingern gleichzeitig über die Kuhlen in den Schläfenknochen.

Müdigkeit

▸ Massieren Sie mit Daumen und Zeigefingern beide Ohrläppchen gleichzeitig. Ziehen Sie dann mit Daumen, Zeige- und Mittelfingern mehrfach an den Ohrläppchen.

Nackenschmerzen

▸ Drücken Sie am Nacken mit dem Zeigefinger direkt in den schmerzenden Bereich.

▸ Massieren Sie mit Zeige- und Mittelfinger außen etwas oberhalb des Ellenbogens.

Nasennebenhöhlenentzündung

▸ Kreisen Sie mit Zeige- und Mittelfinger in der Kuhle des Kiefergelenks (vor dem Ohrläppchen).

▸ Drücken Sie mit Zeige- und Mittelfinger etwas unterhalb der Augen.

▸ Drücken Sie mit Zeige- und Mittelfinger mittig etwas oberhalb der Augenbrauen.

Obstipation (Verstopfung)

▸ Massieren Sie mit Zeigefinger und Daumen der einen Hand die Falte zwischen Daumen und Zeigefinger der anderen Hand.

Rückenschmerzen

▸ Drücken Sie mit Zeige- und Mittelfinger von hinten etwas unterhalb des oberen Beckenkamms.

▸ Drücken Sie mit Zeige- und Mittelfinger von hinten etwas oberhalb der Kniekehlen.

▸ Drücken Sie mit Zeige- und Mittelfinger von hinten etwa mittig zwischen Gesäß und Kniekehle in den Oberschenkel.

Schluckauf

▸ Drücken Sie mit dem Zeigefinger in die Kuhle am oberen Rand des Schlüsselbeines.

Schnupfen

▸ Drücken Sie gleichzeitig mit Daumen und Zeigefinger in die Nasenflügel.

▸ *Ziehen Sie mit Zeigefinger und Daumen der einen Hand an der Falte zwischen Daumen und Zeigefinger der anderen Hand.*

Wechseljahresbeschwerden

▸ *Drücken Sie mit Zeige- und Mittelfinger außen etwas oberhalb des Ellenbogens.*

▸ *Massieren Sie mit Zeige- und Mittelfinger hinter und über den inneren Fußknöcheln.*

▸ *Drücken Sie mit dem Daumen etwas oberhalb des Kreuzbeines (auf Höhe des zweiten Wirbels).*

Zahnschmerzen

▸ *Drücken Sie mit dem Daumennagel der einen Hand die daumenzugewandte Seite des Zeigefingernagels der anderen Hand.*

▸ *Drücken Sie mit Zeige- und Mittelfinger in die Kuhle des Kiefergelenks (vor dem Ohrläppchen).*

▸ *Drücken Sie mit dem Zeigefinger in die Gaumenspalte.*

Auf den Punkt gebracht

Die Akupressur hat ihre Wurzeln in der Traditionellen Chinesischen Medizin (TCM). Sie bezieht sich dabei auf die Beeinflussbarkeit der Gesundheit durch die Stimulation einzelner Punkte auf den sogenannten Meridianen. Dabei handelt es sich um ein verborgenes Liniensystem, durch das die Lebensenergie („Qi") zirkuliert und das die einzelnen Organe steuert.

Ist der freie Fluss des Qi gestört, kommt es zu Erkrankungen. Die Akupressur bestimmter Punkten entlang der Meridiane vermag es nach der TCM aber, die Energie wieder zum Fließen zu bringen und so die Heilung einzuleiten.

Entspannungsübungen für zwischendurch

In diesem Kapitel finden Sie viele kleine Übungen, die Sie ganz schnell zwischendurch – ob in der Arbeit oder zu Hause – einflechten können, wenn Ihnen die Zeit fehlt, ein ausführlicheres Entspannungstraining zu absolvieren. Sie können die Übungen, die ihren Ursprung alle in den bisher vorgestellten Techniken haben und die hier nach Körperregionen geordnet sind, natürlich auch kombinieren und sich so Ihr eigenes Programm zusammenstellen.

Kopf

Übung „Stirnstreichen"

▸ *Legen Sie die Hände flach auf die Stirn, sodass sich die Fingerspitzen in der Stirnmitte berühren.*

▸ *Ziehen Sie die Hände nach außen bis zum Jochbein, wobei Sie Druck mit den vorderen Fingergliedern ausüben.*

▸ *Streichen Sie sanft über die Wangen aus.*

▸ *Führen Sie diese Übung fünfmal aus.*

Übung „Halbkreis"

▸ *Legen Sie die Spitzen der Zeigefinger zwischen die inneren Augenwinkel und die Nase.*

▸ *Streichen Sie in einer halbkreisförmigen Bewegung unter leichtem Druck über die Wangenknochen bis hoch zum äußeren Ansatz der Augenbrauen.*

▸ *Führen Sie diese Übung fünfmal aus.*

Übung „Gesichtsnerv"

▸ Legen Sie die Spitzen der Zeigefinger auf die Wangen-knochen, etwa auf Höhe der Nasenflügel.

▸ Ziehen Sie unter geringem Druck kleine Kreise an dieser Stelle (ca. drei Sekunden).

▸ Führen Sie diese Übung dreimal aus.

Übung „Kaumuskeln"

▸ Klopfen Sie mit den Mittel- und Zeigefingern auf jeder Seite des Gesichts leicht vom Kiefergelenk bis hoch zum Jochbein.

▸ Führen Sie diese Übung dreimal aus.

▸ Massieren Sie nun die entsprechenden Stellen in kreisen-den Bewegungen.

▸ Führen Sie diese Übung dreimal aus.

Übung „Unterkiefer"

▸ Drücken Sie mit den Mittel- und Zeigefingern auf jeder Seite des Gesichts leicht in die kleinen Kuhlen an den Kie-fergelenken.

▸ Schieben Sie nun den Unterkiefer langsam hin und her, nach rechts und links (für ca. zehn Sekunden). Machen Sie danach eine kleine Pause.

▸ Führen Sie diese Übung dreimal aus.

Nacken und Schulter

Übung „Gebet" (im Sitzen)

▸ Falten Sie die Hände wie zum Gebet vor der Brust, die Fingerspitzen zeigen nach oben.

▸ Pressen Sie die Hände an den Handballen zusammen.

▸ Halten Sie diese Spannung für ca. zehn Sekunden.

▸ Schütteln Sie die Arme aus.

▸ Führen Sie diese Übung dreimal aus.

Übung „Kopfdrücken zur Seite" (im Sitzen)

▸ Fassen Sie mit der gewölbten rechten Hand an die rechte Seite Ihres Kopfes (oberhalb des Ohres), sodass der Daumen auf Ihren Hinterkopf zeigt.

▸ Drücken Sie mit dem Kopf in Richtung des Handtellers, der wiederum Druck in Richtung Kopf ausübt.

▸ Halten Sie diese Spannung für ca. zehn Sekunden und lösen Sie sie dann wieder.

▸ Wechseln Sie die Seite und wiederholen Sie die Übung.

▸ Führen Sie diese Übung insgesamt sechsmal aus.

Übung „Hals ziehen" (im Sitzen)

▸ Neigen Sie den Kopf auf die rechte Seite und greifen Sie mit Ihrer gewölbten rechten Hand über Ihren Kopf. Die Fingerspitzen zeigen auf Ihr linkes Ohr, der Daumen ist angelegt.

▸ Ziehen Sie mit dem rechten Arm nach außen.

▸ Halten Sie diese Spannung für ca. fünf Sekunden und lösen Sie sie dann wieder.

‣ *Wechseln Sie die Seite und wiederholen Sie die Übung.*

‣ *Führen Sie diese Übung insgesamt sechsmal aus.*

Übung „Kopfdrücken nach hinten" (im Sitzen)

‣ *Verschränken Sie die Hände hinter dem Kopf.*

‣ *Drücken Sie nun den Kopf nach hinten in Ihre Hände.*

‣ *Halten Sie diese Spannung für ca. zehn Sekunden und lösen Sie sie dann wieder.*

‣ *Führen Sie diese Übung dreimal aus.*

Übung „Ellenbogen" (im Sitzen)

‣ *Halten Sie die Arme waagrecht vor die Brust und verschränken Sie Ihre Finger ineinander. Die Handinnenflächen zeigen nach unten.*

‣ *Bewegen Sie nun die Ellenbogen nach vorne. Die Schultern bewegen sich somit ebenfalls nach vorne.*

‣ *Halten Sie diese Spannung für ca. zehn Sekunden und lösen Sie sie dann wieder.*

‣ *Führen Sie diese Übung dreimal aus.*

Übung „Schrauben" (im Stehen)

‣ *Heben Sie die Arme seitlich ausgestreckt an, bis diese einen rechten Winkel zu Ihrem Rumpf bilden. Strecken Sie die Finger aus, die Handinnenflächen zeigen nach unten.*

‣ *Drehen Sie die Handinnenflächen nun nach oben und drehen Sie sie in einer fließenden Bewegung anschließend in der Gegenrichtung so weit, dass sie nach hinten zeigen („hin und her schrauben".)*

‣ *Führen Sie diese Übung ohne Unterbrechung zehnmal aus.*

Übung „Hängepartie" (im Stehen)

‣ *Halten Sie sich mit den Fingerkuppen am oberen Rahmen einer offenen Tür fest.*

‣ *Geben Sie nun leicht in den Knien nach (ohne Ihren sicheren Stand zu verlieren), bis sich die Schultern senken und die Arme ganz gestreckt sind.*

‣ *Halten Sie diese Spannung für ca. zehn Sekunden und lösen Sie sie dann wieder.*

‣ *Führen Sie diese Übung dreimal aus.*

Übung „Rumpfdrehen" (im Stehen)

‣ *Stellen Sie sich mit festem Stand und leicht geöffneten Beinen auf den Boden. Greifen Sie einen Schal oder Gürtel ungefähr schulterbreit und strecken Sie die Arme nach vorne aus.*

‣ *Drehen Sie den Oberkörper bei weiterhin ausgestreckten Armen schwungvoll nach rechts, während die Beine und das Becken ihre Position beibehalten.*

‣ *Federn Sie einmal nach.*

‣ *Wechseln Sie die Seite und wiederholen Sie die Übung.*

‣ *Führen Sie diese Übung insgesamt sechsmal aus.*

Übung „Nackenziehen" (im Stehen)

‣ *Ziehen Sie die Schultern nach oben, während Sie gleichzeitig den Kopf in den Nacken legen und von hier aus auf die Schulterpartie drücken.*

- *Halten Sie diese Spannung für ca. fünf Sekunden.*
- *Schütteln Sie die Arme aus.*
- *Führen Sie diese Übung dreimal aus.*
- *Variante: Sie können die Wirkung dieser Übung noch verstärken, indem Sie jeweils ein schweres Buch in die rechte und die linke Hand nehmen.*

Übung „An der Wand" (im Stehen)

- *Lehnen Sie sich mit geradem Rücken an eine Wand.*
- *Stellen Sie die Füße 20 bis 30 Zentimeter vor die Wand und gehen Sie leicht in die Knie.*
- *Die Arme sind an die Wand angelegt. Schieben Sie mit den Fingerspitzen der flachen Hände nach unten die Wand entlang, so weit es geht.*
- *Kippen Sie das Kinn nach vorne, sodass eine Spannung in der Halsmuskulatur entsteht.*
- *Halten Sie diese Spannung für ca. zehn Sekunden und lösen Sie sie dann wieder, indem Sie den Kopf etwas zurücknehmen.*
- *Führen Sie diese Übung dreimal aus.*

Rücken

Übung „Am Schreibtisch" (im Sitzen)

- *Rutschen Sie mit dem Bürostuhl ein wenig weiter vom Schreibtisch weg, als Sie es beim normalen Arbeiten tun würden.*
- *Setzen Sie sich auf die vordere Hälfte der Sitzfläche. Passen Sie auf, dass der Stuhl nicht wegrutschen kann.*

▶ *Legen Sie die Hände flach auf den Tisch, sodass die Handinnenflächen nach unten zeigen. Die Ellenbogen liegen genau auf der Tischkante auf.*

▶ *Drücken Sie nun die Brust nach vorne und bilden Sie ein leichtes Hohlkreuz. Legen Sie den Kopf in den Nacken.*

▶ *Halten Sie diese Spannung für ca. zehn Sekunden und lösen Sie sie dann wieder, indem Sie den Kopf senken, mit eingezogenem Bauch das Hohlkreuz beenden und wieder gerade sitzen.*

▶ *Führen Sie diese Übung fünfmal aus.*

Übung „Rückenstrecker" (im Sitzen)

▶ *Schlagen Sie das linke Bein über das rechte Bein. Die Arme hängen locker am Körper herunter.*

▶ *Drehen Sie den Kopf und den Oberkörper nach links.*

▶ *Halten Sie diese Spannung für ca. zehn Sekunden und lösen Sie sie dann wieder, indem Sie sich langsam zurückdrehen.*

▶ *Wechseln Sie die Seite und wiederholen Sie die Übung.*

▶ *Führen Sie diese Übung insgesamt zehnmal aus.*

Übung „Kreuzen" (im Sitzen)

▶ *Führen Sie das linke Knie und den rechten Ellbogen vor Ihrem Körper zusammen.*

▶ *Strecken Sie den linken Arm nach hinten.*

▶ *Halten Sie diese Spannung für ca. fünf Sekunden.*

▶ *Schütteln Sie den linken Arm aus.*

▶ *Wechseln Sie die Seite und wiederholen Sie die Übung.*

▶ *Führen Sie diese Übung insgesamt sechsmal aus.*

Übung „Bauch einziehen" (im Stehen)

▸ Stellen Sie sich mit aufrechtem Oberkörper auf den Boden und gehen Sie leicht in die Knie.

▸ Strecken Sie die Arme so weit es geht nach hinten, die Handinnenflächen zeigen nach oben.

▸ Ziehen Sie nun den Bauch ein und drücken Sie die Arme noch weiter nach hinten, ohne den festen Stand zu verlieren.

▸ Halten Sie diese Spannung für ca. fünf Sekunden und lösen Sie sie dann wieder, indem Sie die Arme locker am Rumpf herunterhängen lassen.

▸ Führen Sie diese Übung fünfmal aus.

Übung „Kreuzen" (im Stehen)

▸ Stellen Sie sich mit aufrechtem Oberkörper hin und stemmen Sie die Hände in die Hüften.

▸ Führen Sie das linke Knie und den rechten Ellbogen vor Ihrem Körper in der Luft zusammen, während Sie mit dem rechten Bein das Gleichgewicht halten.

▸ Halten Sie diese Spannung für ca. fünf Sekunden und lösen Sie sie dann wieder, indem Sie Knie und Ellenbogen langsam wieder zurückführen.

▸ Wechseln Sie die Seite und wiederholen Sie die Übung.

▸ Führen Sie diese Übung insgesamt sechsmal aus.

Beine und Füße

Übung „Beinpendel"

▸ Stellen Sie sich mit der rechten Körperseite seitlich so weit entfernt von einer Wand, dass Sie diese mit der flachen rechten Hand berühren können und der Arm dabei leicht gebeugt ist.

▸ Steigen Sie mit dem rechten Bein auf einen kleinen Hocker oder Schemel (eventuell auch auf ein dickes Buch).

▸ Schwingen Sie das linke Bein nun nach vorne und nach hinten (je dreimal), während der Oberkörper sich nicht bewegt.

▸ Drehen Sie sich um und wiederholen Sie die Übung auf der anderen Seite.

▸ Führen Sie diese Übung insgesamt sechsmal aus.

Übung „Wadenheben"

▸ Stellen Sie sich mit den Fußballen auf eine niedrige Treppenstufe (eventuell auch auf ein dickes Buch). Die Fersen sind am Boden.

▸ Drücken Sie sich nun mit den Fußballen nach oben ab, sodass die Fersen sich heben.

▸ Halten Sie diese Spannung für ca. fünf Sekunden und lösen Sie sie dann wieder, indem Sie die Fersen sinken lassen.

▸ Führen Sie diese Übung fünfmal aus.

Übung „Flamingo"

▸ *Ziehen Sie Ihre Schuhe aus.*

▸ *Halten Sie sich an der Wand oder an einem Stuhl fest und heben Sie das linke Bein. Strecken und beugen Sie es ausgiebig, wobei Sie auch die Zehen spreizen.*

▸ *Drehen Sie sich um und wiederholen Sie die Übung auf der anderen Seite.*

▸ *Halten Sie sich wieder an der Wand oder an einem Stuhl fest und heben Sie das linke Bein. Kreisen Sie nun ausgiebig aus dem Fußgelenk.*

▸ *Drehen Sie sich um und wiederholen Sie die Übung auf der anderen Seite.*

▸ *Führen Sie diese Übung insgesamt sechsmal aus.*

Kleine Entspannungstipps fürs Büro

Am Schluss dieses kleinen Ratgebers sind noch ein paar allgemeine Tipps und Vorschläge angeführt, die hoffentlich dazu beitragen können, Spannungen im Alltag abzubauen – oder erst gar nicht entstehen zu lassen – und zu einem behutsameren Umgang mit sich selbst zu kommen.

Gerade in der heutigen Arbeitswelt mit ihren immer stärker verdichteten Strukturen und Anforderungen gilt es, sich wieder kleine Freiräume zurückzuerobern und individuelle Strategien zu entwickeln, um dem zunehmenden Leistungsdruck auch wirksam etwas entgegensetzen zu können.

Entspannt in den Arbeitstag

‣ Beginnen Sie den Arbeitstag mit Ihrer Lieblingsmusik, die Sie auf dem Weg zur Arbeit ganz bewusst als letztes Lied im Autoradio oder MP3-Player hören, bevor Sie Ihren Arbeitsplatz betreten.

Gut organisiert durch die Woche

‣ Erstellen Sie zu Wochenbeginn einen Plan, welche Aufgaben Sie in den kommenden Tagen erwarten. Schätzen Sie hierfür den jeweiligen Zeitaufwand inklusive aller nötigen Vorbereitungen und einen angemessenen Zeitpuffer für unvorhersehbare Verzögerungen ab und stellen Sie eine Prioritätenliste auf. Sollten Sie absehen können, dass Sie Ihr Wochenpensum nicht schaffen, sprechen Sie sich rechtzeitig mit Kollegen und Vorgesetzten ab.

▸ Unterteilen Sie Ihren Wochenplan nochmals in einzelne Arbeitstage. Versuchen Sie, die jeweiligen Aufgaben möglichst ganz zu Ende abzuarbeiten, um diese nicht „im Hinterkopf" über den Tag mitzuschleppen – dies würde nur zusätzliche Anspannung verursachen.

 Haken Sie erledigte Punkte ganz bewusst auf dem Plan ab und halten Sie ruhig einen Moment inne, bevor Sie sich der nächsten Aufgabe widmen.

Der eigene Biorhythmus

▸ Beachten Sie bei der Bearbeitung der vor Ihnen liegenden Aufgaben den eigenen Biorhythmus. Sind Sie beispielsweise am Morgen besonders kreativ, nutzen Sie diesen nach Möglichkeit für geistig anspruchsvolle Arbeiten – und legen Sie Routinetätigkeiten eher auf den Nachmittag.

Chaos macht nicht kreativ

▸ Investieren Sie zu Beginn oder am Ende eines Arbeitstages ein paar Minuten, um Ihren Schreibtisch (oder Arbeitsplatz) zu ordnen, da ein „kreatives Chaos" in Wirklichkeit nur sehr wenigen Menschen dienlich ist.

Entlasten Sie Ihr Gehirn

▸ Notieren Sie spontane Ideen oder Verbesserungsvorschläge, die nichts mit Ihrer aktuellen Arbeit zu tun haben, in einem extra Büchlein. So bleiben diese erhalten, lenken Sie aber nicht von Ihrer momentanen Beschäfti-

gung ab. Setzen Sie sich einen festen Termin (zum Beispiel zum Ende der Woche), an dem Sie diese Gedanken
dann ordnen und gegebenenfalls an Kollegen oder Vorgesetzte weitergeben.

So sieht ein „gesunder" Arbeitsplatz aus

▸ Entlasten Sie bei der Computerarbeit Ihre Handgelenke,
  indem Sie ein Mousepad mit Handauflage benutzen.
  Denken Sie auch daran, dass sich der stete Griff zur
  Maus, der das Tippen häufig unterbricht, auch oftmals
  durch entsprechende Tastenkombinationen vermeiden
  lässt.

▸ Benutzen Sie eine ergonomisch geformte Tastatur, bei
  welcher der große Tastenblock in zwei Teile getrennt
  und leicht nach außen versetzt ist.

Beugen Sie dem Karpaltunnel-Syndrom vor

Eine ergonomisch geformte Tastatur kann helfen, dem
häufig auftretenden Karpaltunnel-Syndrom vorzubeu-
gen, das unter anderem durch die unnatürlich angewinkelten Handgelenke beim Tippen entsteht.

▸ Achten Sie bei der Tastatur auch auf eine sogenannte
  Positivbeschriftung, also auf eine dunkle Schrift auf hel-
  len Tasten. Diese ist im Vergleich zu heller Schrift auf
  dunklen Tasten leichter zu erkennen und erfordert weniger Konzentration beim Tippen. Auch auf dem Monitor sollten dunkle Zeichen auf hellem Grund vorherr-
  schen.

▸ Platzieren Sie Ihren Bildschirm (Größe: mindestens 17 Zoll bei reiner Textverarbeitung) bei der Computerarbeit nach Möglichkeit ein wenig unterhalb Ihres horizontalen Blickfeldes und leicht nach hinten geneigt.

!

Nackenverspannungen vorbeugen

Halten Sie zu Ihrem Bildschirm einen Abstand von mindestens einer Armlänge. Ansonsten ermüden Ihre Augen schneller und der Nacken verspannt sich.

▸ Stellen Sie den Bildschirm so, dass er seitlich zu größeren Lichtquellen (wie einem Fenster) steht. Eine Lichtquelle von vorne würde Sie blenden, eine Lichtquelle von hinten Spiegelungen auf dem Monitor verursachen.

▸ Arbeiten Sie möglichst nicht unter großen Leuchtstoffröhren an der Decke, sondern stellen Sie lieber eine kleine Schreibtischlampe auf Ihren Tisch, die Ihr Arbeitsfeld (nicht aber den Bereich des Bildschirms) ausleuchtet.

▸ Platzieren Sie in dunklen Räumen eine Lichtquelle hinter dem Monitor, um so den Kontrast zu verstärken.

▸ Stellen Sie Ihren Bürostuhl so ein, dass Ober- und Unterschenkel einen rechten bis leicht stumpfen Winkel bilden.

▸ Bringen Sie Ihren Schreibtisch auf eine Arbeitshöhe, bei der Ober- und Unterarme ebenfalls einen rechten bis leicht stumpfen Winkel bilden.

Hilfreiches Fußbänkchen

Besorgen Sie sich ein Fußbänkchen, auf dem Sie bei der Schreibtischarbeit Ihre Füße abstellen können. Dies entlastet die Wirbelsäule. Idealerweise wählen Sie ein Bänkchen, das aus Rollen mit Noppen besteht und Ihre Füße massiert (falls Sie die Möglichkeit haben, bei der Arbeit Ihre Schuhe auszuziehen).

▸ Installieren Sie auch an Steharbeitsplätzen zum Beispiel ein Trittbänkchen, auf dem Sie abwechselnd immer einen Fuß abstellen können, um diesen und somit auch die Wirbelsäule zu entlasten.

Eine angenehme Arbeitsumgebung trägt zur Entspannung bei

▸ Bitten Sie Ihren Arbeitgeber, für ein ansprechendes Raumklima zu sorgen. Ideal wäre eine Zimmertemperatur von ca. 22 Grad Celsius bei einer Luftfeuchtigkeit von ca. 50 Prozent. Großblättrige Grünpflanzen begünstigen das Raumklima ebenfalls.

▸ Gestalten Sie Ihren Arbeitsplatz so individuell wie möglich: Hängen Sie Fotos von Ihrer Familie auf, bringen Sie bei Bedarf auch eigene Grünpflanzen mit oder richten Sie sich einen Bildschirmschoner mit ansprechenden Naturaufnahmen ein.

Gelassener Umgang mit E-Mails

▸ Beantworten Sie E-Mails, für die Sie nicht unbedingt einen schriftlichen Nachweis benötigen, mit einem kurzen Telefonat oder einem persönlichen Gespräch. Versuchen Sie nach Möglichkeit auch, E-Mails „blockweise" zu bearbeiten (zum Beispiel alle zwei bis drei Stunden), um Ihren Arbeitsfluss nicht bei jeder eingehenden Nachricht unterbrechen zu müssen.

Konflikte entspannt lösen

▸ Verabreden Sie sich mit Kollegen zur Mittagspause oder auch nach der Arbeit, um auf diesem Weg herauszufinden, welchen (auch privaten) Hintergrund fernab des Büroalltags die eine oder andere für Sie unverständliche Reaktion haben kann.

Gehen Sie Intrigen aus dem Weg

Meiden Sie allerdings solche Runden, wenn Sie merken, dass dort betriebsinterne „schmutzige Wäsche gewaschen" wird, damit Sie nicht in persönliche Intrigen hineingezogen werden.

▸ Bitten Sie Kollegen und Vorgesetzte in Konfliktfällen um rein sachliche Kritik, die persönliche Sympathien oder Antipathien außen vor lässt.

▸ Bestehen Sie bei Konflikten mit Vorgesetzten oder Kollegen auf einem Vier-Augen-Gespräch in einem separaten Besprechungsraum, also nicht vor „versammelter Mannschaft".

Von Zeit zu Zeit innehalten

▸ Überprüfen Sie von Zeit zu Zeit, ob Ihr Arbeitsplatz tatsächlich noch Ihren ganz persönlichen Vorstellungen von einem befriedigenden Berufsleben entspricht. Handeln Sie dabei nach dem Motto „Accept it, change it or leave it": Prüfen Sie, ob Sie – auch und gerade mit Blick auf private Pläne oder Entwicklungen in der Firma – mit den Bedingungen an Ihrer Arbeitsstelle zufrieden sind. Ist dies nicht der Fall, versuchen Sie, störende Faktoren innerhalb eines überschaubaren Zeitraums (zum Beispiel innerhalb eines halben Jahres) zu verändern.

Sollten Veränderungen nicht gelingen, überlegen Sie sich sehr ernsthaft, ob nicht vielleicht ein Wechsel des Arbeitsplatzes für Sie persönlich die beste Lösung darstellen würde.

Kleine Entspannungstipps für zu Hause

Auch im persönlichen Umfeld lassen sich viele Möglichkeiten finden, sein eigenes Leben auf körperlicher und geistiger Ebene entspannter zu gestalten und negative Einflüsse abzubauen. Natürlich finden sich auch im Privaten Verpflichtungen und Zwänge, die sich nicht ohne Weiteres ändern lassen, oder es geschehen unerwartete Ereignisse, die Sie belasten. Vielleicht kann aber dennoch der eine oder andere hier aufgeführte kleine Tipp ein wenig dazu beitragen, den Alltag besser zu bewältigen und ein insgesamt entspannteres Leben zu führen.

Entspannter Start in den Tag

▸ Stellen Sie, wenn Sie morgens regelmäßig unter Zeitdruck stehen, den Wecker eine Viertelstunde vor. Die fehlenden 15 Minuten Schlaf werden Sie nicht wirklich spüren, können aber Ihren Morgen ein wenig „entzerren".

▸ Lassen Sie sich dabei von einem „Wasserwecker" aus dem Schlaf geleiten. Im Gegensatz zu einem herkömmlichen Wecker – zumal im Schlafzimmer meist in unmittelbarer Nähe Ihres Kopfes platziert – erzeugt dieser keinen Elektrosmog, sondern bezieht seine Energie ausschließlich aus ganz normalem Wasser aus dem Hahn, das als Leiter zwischen zwei unterschiedlich gepolten Metallplatten dient.

▸ Erwägen Sie – gerade für die Herbst- und Wintermonate – die Anschaffung einer sogenannten Lichtdusche. Diese helle Kunstlichtlampe deckt das Spektrum des natürlichen Sonnenlichts ab, filtert aber gleichzeitig gefährliche UV-Strahlung heraus. Das entsprechende Gerät sollte medizinisch zertifiziert sein und mindestens eine Lichtintensität von 2.500 Lux besitzen. Die ideale Zeit für den Einsatz einer Lichtdusche ist der frühe Morgen – möglichst direkt nach dem Aufstehen. Durch den Ausgleich der „verlorenen" Sonnenstunden in der dunklen Jahreszeit kann sie helfen, saisonal auftretende Stimmungsschwankungen („Winterdepression") oder arbeitsbedingte Schlafstörungen (Schichtdienst, Jetlag) abzufedern.

Vorsicht

Menschen mit Augen- oder Hauterkrankungen sollten vor der Anwendung einer Lichtdusche Rücksprache mit ihrem Arzt halten. Ebenfalls abzuklären wäre eine eventuelle Lichtüberempfindlichkeit als Folge von Medikamenteneinnahme (zum Beispiel bei Lithium- oder Johanniskrautpräparaten).

▸ Kreieren Sie für die morgendliche Dusche Ihr ganz individuelles Duschgel mit belebenden ätherischen Ölen (siehe Seite 71). Die weiteren Zutaten, zum Beispiel Tenside und Verdickungsmittel, erhalten Sie in Reformhäusern und Drogerien. Lassen Sie sich dort beraten.

▸ Installieren Sie nach Möglichkeit einen Duschkopf mit regelbarem Massagestrahl, mit dem sich die Stärke des

Wasserdrucks individuell einstellen lässt. So können Sie schon morgens muskulären Verspannungen, die eventuell durch schlechtes Liegen in der Nacht entstanden sind, entgegenwirken.

▸ Regen Sie Ihren Kreislauf mit warm-kalten Wechselduschen an. So trainieren Sie die Flexibilität Ihrer Blutgefäße und fördern die Durchblutung. Zudem erreichen Sie eine Festigung des Gewebes.

Gönnen Sie sich ein Nickerchen

▸ Legen Sie zumindest an Ihren freien Tagen ganz bewusst einen kurzen Mittagsschlaf (nicht länger als 20 Minuten) ein, wobei sich der Zeitpunkt des Nickerchens ruhig zwischen 11 und 15 Uhr bewegen darf. Auch eine Tasse Kaffee oder ein Espresso kurz vorher sind hierbei erlaubt oder gegebenenfalls sogar erwünscht, da das Koffein in dieser kurzen Zeit zwar noch nicht das Einschlafen beeinträchtigt, seine aktivierende Wirkung aber später unmittelbar nach dem Aufwachen entfalten kann.

Den Tag entspannt ausklingen lassen

▸ Wechseln Sie am Abend nach Dienstschluss zu Hause die Kleidung und schlüpfen Sie in Ihre „Wohlfühlklamotten", um auch auf diese Weise einen klare Grenze zwischen Arbeit und Freizeit zu ziehen.

▸ Lassen Sie sich abends ein entspannendes Bad ein. Nutzen Sie auch hierfür die Wirkung ätherischer Öle (siehe Seite 71), von denen Sie für ein Vollbad etwa fünf

Tropfen benötigen. Beachten Sie, dass sich das Öl nur mit einer fetthaltigen Trägersubstanz (Emulgator) im Wasser auflöst. Deshalb sollten Sie das ätherische Öl vorher mit ca. 50 Millilitern Milch oder Sahne mischen. Baden Sie nicht länger als 20 Minuten und cremen Sie sich anschließend mit feuchtigkeitsspendender Lotion ein, damit Ihre Haut nicht austrocknet.

▸ Achten Sie in Ihrem Schlafzimmer auf die richtige Temperatur: Diese sollte sich für einen gesunden Schlaf immer etwas unterhalb derer der übrigen Räume befinden.

▸ Investieren Sie spätestens alle zehn Jahre etwas Geld in eine neue Matratze. Hierbei ist eine kompetente Beratung im Fachgeschäft (inklusive „Probeliegen") unabdingbar, da die verschiedensten Kriterien wie Körpergewicht, Härtegrad oder Wirbelsäulenunterstützung individuell berücksichtigt werden müssen. Auch ist auf eine gute Atmungsaktivität von Matratze und Bettzeug zu achten, um einen „Wärmestau" oder zu hohe Luftfeuchtigkeit im Schlafzimmer zu vermeiden.

▸ Halten Sie sich auch am Wochenende nach Möglichkeit an Ihre ganz persönliche Einschlafzeit, mit der Sie auch unter der Woche ausreichend Schlaf bekommen. Vermeiden Sie es aber, sich ins Bett zu „zwingen", wenn Sie noch nicht wirklich müde sind. Helfen Sie in diesem Fall gegebenenfalls mit einer geistig zwar anspruchsvollen, aber doch eher eintönigen Beschäftigung etwas nach (zum Beispiel Kreuzworträtsel, Sudokus oder Puzzles).

▸ Nehmen Sie persönliche Sorgen oder Pläne für den nächsten Tag nicht mit ins Bett. Schreiben Sie sich diese vor dem Schlafengehen in einer kleinen Notiz „von der Seele", um nachts nicht noch weiter darüber nachzugrübeln.

Tanken Sie in Ihrer Freizeit auf

▸ Umgeben Sie sich in Ihrer Freizeit möglichst nur mit Menschen, die Ihnen „guttun". Anders als in der Arbeitswelt kann man sich die Personen, mit denen man im Privaten bewusst seine Zeit verbringen möchte, durchaus aussuchen. Reduzieren Sie gegebenenfalls auch „Pflichttermine" (Vereinssitzungen, Stammtisch usw.), bei denen Sie sich insgeheim schon seit Längerem fragen, ob diese den zeitlichen Aufwand wert sind.

▸ Engagieren Sie sich stattdessen aber eventuell anderweitig – in sozialen Projekten oder als ehrenamtlicher Helfer. Zum einen erweitern Sie so Ihren Horizont und werden zum anderen durch Ihren Einsatz wahrscheinlich eine Form von Wertschätzung und Befriedigung erfahren, die Ihnen bisher vielleicht noch unbekannt war.

Schreiben Sie mal wieder mit der Hand

▸ Nehmen Sie das Schreiben wieder als eine Möglichkeit sinnlicher Erfahrung wahr: Schreiben Sie persönliche Briefe oder Glückwunschkarten mit der Hand, anstatt E-Mails oder elektronische Grußkarten zu versenden. Sie werden dafür sicher nicht mehr Zeit benötigen als fürs Tippen auf dem Computer. Legen Sie sich einen wirklich guten Füller zu, um den Spaß am Schreiben auch auf Dauer zu erhalten.

Der Umgang mit Papierkram und persönlichen Daten

▸ Reservieren Sie einen festen Termin am Wochenende für „Papierkram" (Überweisungen, Briefe, Einkaufslisten usw.), sodass Sie sich nicht mehrmals pro Woche wieder aufs Neue damit beschäftigen müssen.

▸ Gehen Sie mit der Herausgabe persönlicher Daten (insbesondere auch Ihrer privaten E-Mail-Adresse oder Telefonnummer) äußerst „sparsam" um. Verzichten Sie beispielsweise beim Einkaufen auf Kundenkarten oder die Teilnahme an Gewinnspielen, da es hierbei in erster Linie darum geht, Ihre Adressdaten für eigentlich unnütze Werbesendungen herauszubekommen – mit denen Sie sich dann auch noch in Ihrer wertvollen Freizeit auseinandersetzen müssen.

Ihre Wohnung als Ort der Erholung

▸ Durchforsten Sie von Zeit zu Zeit Ihre Wohnung, ob Sie wirklich alles, was sich im Laufe der Jahre angesammelt hat, überhaupt noch brauchen. Nehmen Sie sich ein Wochenende Zeit zum Ausmisten und verkaufen Sie beispielsweise Bücher, die Sie bestimmt nicht mehr lesen werden, auf Flohmärkten oder im Internet – das entlastet und schafft Raum für Neues, das Ihnen am Herzen liegt.

▸ Achten Sie bei der Gestaltung Ihrer Wohnung ganz bewusst auf die richtige Farbgebung. Generell gilt hierbei: Helle Farben vergrößern Räume optisch, dunkle verkleinern sie. Warme Farben wie Rot oder Gelb werden

als einladend und heimelig empfunden, kalte Farben
wie Blau oder Türkis erzeugen eher Sachlichkeit und
Kühle. Sie müssen dabei nicht unbedingt gleich ganze
Wände neu streichen, um die sinnliche Wirkung von
Farben auf Ihre Psyche zu nutzen: Setzen Sie beispiels-
weise mit Möbelstücken oder Gemälden ganz gezielte
Akzente. Auch lassen sich mit farbigen Glühbirnen oder
Tischdecken die gewünschten Effekte erzielen. Die fol-
gende Tabelle kann Ihnen dabei ein paar Anregungen
für die Gestaltung der einzelnen Wohnräume geben:

Raum	Farbgebung
Wohnzimmer	Warme Farben wie Rot, Oran- ge oder Gelb wirken gemüt- lich und kommunikationsan- regend. Kalte Farben vermit- teln Sachlichkeit und Struktur.
Küche	Warme Farben wirken appe- tit- und kommunikationsan- regend. Kalte Farben vermit- teln Sauberkeit und Kühle. Graue Farbe hemmt den Appetit.
Badezimmer	Warme Farben wirken heime- lig und „erhöhen" die Raum- temperatur. Kalte Farben vermitteln Sauberkeit und Kühle.
Schlafzimmer	Warme Farben wirken anre- gend und beschäftigen die Sinne. Kalte Farben wirken einschläfernd und kühlend.

Raum	Farbgebung
Kinderzimmer	Warme Farben (hier: in schwachen Tönungen) wirken aktivierend. Starkes Rot fördert Aggressivität. Kalte Farben vermitteln Sachlichkeit.
Arbeitszimmer	Warme Farben (hier: in schwachen Tönungen) wirken anregend und steigern die Konzentration. Kalte Farben wirken einschläfernd.

▸ Setzen Sie auch mit Blumensträußen oder Topfpflanzen ganz gezielte Farbreize in Ihrer Wohnung.

▸ Legen Sie sich im Garten Gemüsebeete an oder verschönern Sie Ihren Balkon mit Blumenkästen. So werden Sie auch den Wechsel der Jahreszeiten ganz bewusst miterleben, was Sie bei einer eintönigen Berufstätigkeit oder immer gleichen Freizeitaktivitäten so normalerweise vielleicht nicht wahrnehmen würden.

▸ Lernen Sie, eben zum Beispiel bei der Gartenarbeit oder auch bei Einkäufen, das richtige Heben von schweren Gegenständen. Vermeiden Sie hierbei immer einen „runden Rücken". Gehen Sie in die Knie und heben Sie Schweres – wie etwa eine Getränkekiste – an, indem Sie das Gewicht bei nach unten ausgestreckten Armen aus den Oberschenkeln nach oben drücken.

Stichwortverzeichnis

Weiterführende Literatur

Adams, Stefan (2008): Neue Fantasiereisen. Entspannende Übungen für Jugendarbeit und Erwachsenenbildung. München: Don Bosco.

Bleis, Carola (2011): Feldenkrais. Bewegung bewusst erleben. München: BLV.

Engel, Siegbert (2009): Qi Gong für mich. München: BLV.

Friedrich, Andreas W. (2005): Tai Ji Quan. Ruhe und Bewegung in Balance. München: Gräfe und Unzer.

Grasberger, Delia (2010): Autogenes Training. München: Gräfe und Unzer.

Hainbuch, Friedrich (2010): Progressive Muskelentspannung. München: Gräfe und Unzer.

Hauptmann, Susanne (2010): Yoga. Mehr Energie für Beruf und privat. München: Beck.

Maxwell-Hudson, Clare (2007): Massagepraxis. Klassische Techniken aus Europa und Asien. München: Dorling Kindersley.

McFarlane, Stewart (2006): Tai Chi. Das Praxisbuch. München: Dorling Kindersley.

Mertens, Wilhelm & Oberlack, Helmut (2010): Qigong. München: Gräfe und Unzer.

Ohm, Dietmar (2011): Stressfrei durch Progressive Relaxation. Stuttgart: Trias.

Peters, Angelika & Sieben, Irene (2008): Das große Feldenkrais-Buch. München: Irisiana.

Schwarz, Anja & Schwarz, Aljoscha (2009): Muskelentspannung nach Jacobson. München: BLV.

Sriram, R. (2010): Yoga. Neun Schritte in die Freiheit: Ein Weg zu Gesundheit und Selbstbewusstsein. Berlin: Theseus.

Stürzlinger, Tanja (2007): Touch me. Massage für alle. München: Südwest.

Trökes, Anna (2010): Das große Yogabuch. München: Gräfe und Unzer.

Wagner, Franz (2006): Akupressur. Heilung auf den Punkt gebracht. München: Gräfe und Unzer.

Wildman, Frank (1995): Feldenkrais: Übungen für jeden Tag. Frankfurt am Main: Fischer.

Wilk, Daniel (2007): So einfach ist Autogenes Training. Stuttgart: Trias.

Internetadressen

Autogenes Training

▸ Bundesverband für Autogenes Training und Entspannungstherapie e. V.: www.batev.de

Yoga

▸ Iyengar Yoga Deutschland e. V.: www.iyengar-yoga-deutschland.de

▸ Yoga-Kurse: www.kurse-im-kloster.de

▸ Yoga Vidya e. V.: www.yoga-vidya.de

▸ 3H Organisation Deutschland e. V. – Kundalini Yoga: www.3ho.de

Qi Gong

▸ Deutsche Qigong Gesellschaft e. V.: www.qigong-gesellschaft.de

▸ Deutscher Dachverband für Qigong und Taijiquan e. V.: www.ddqt.de

Tai Ji Quan

▸ Tai Chi Forum Deutschland: www.tai-chi.de

▸ Taijiquan & Qigong Netzwerk Deutschland e. V.: www.taijiquan-qigong.de

Feldenkrais

▸ Feldenkrais-Verband Deutschland e. V.: www.feldenkrais.de

Akupressur

▸ www.akupressur-punkte.de

Der Autor

Marko Roeske ist seit 2007 als freier Lektor und Autor mit dem Schwerpunkt Gesundheitsthemen tätig.

Als examinierter Krankenpfleger und Diplom-Pflegewirt hat er in der beruflichen Praxis viele Erfahrungen mit den verschiedensten Entspannungstechniken gesammelt und diese auch im klinischen Bereich angewendet.

Impressum:

Verlag C. H. Beck im Internet: www.beck.de
ISBN: 978-3-406-60844-5
©2011 Verlag C. H. Beck oHG
Wilhelmstraße 9, 80801 München

Lektorat und DTP: Text+Design Jutta Cram, 86157 Augsburg, www.textplusdesign.de
Umschlaggestaltung: Ralph Zimmermann – BureauParapluie
Umschlagbild:© istockphoto.com/Jacob Wackerhausen
Druck und Bindung: Beltz Bad Langensalza GmbH
Neustädter Straße 1–4, 99947 Bad Langensalza
Gedruckt auf säurefreiem, alterungsbeständigem Papier
(hergestellt aus chlorfrei gebleichtem Zellstoff)